Maldito azúcar

Dr. VÍCTOR BRAVO

Maldito azúcar

El método definitivo para
bajar la glucosa y perder peso
sin hacer dieta

Grijalbo

Papel certificado por el Forest Stewardship Council®

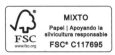

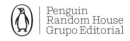

Primera edición: marzo de 2025
Primera reimpresión: marzo de 2025

© 2025, Víctor Bravo Matilla
Los derechos de la obra han sido cedidos mediante acuerdo
con International Editors & Yáñez Co, Agencia Literaria
© 2025, Penguin Random House Grupo Editorial, S. A. U.
Travessera de Gràcia, 47-49. 08021 Barcelona
© 2025, Rafael Santandreu, por el prólogo
Las ilustraciones de las pp. 226 y 278-281 son de Ramon Lanza

Penguin Random House Grupo Editorial apoya la protección de la propiedad intelectual. La propiedad intelectual estimula la creatividad, defiende la diversidad en el ámbito de las ideas y el conocimiento, promueve la libre expresión y favorece una cultura viva. Gracias por comprar una edición autorizada de este libro y por respetar las leyes de propiedad intelectual al no reproducir ni distribuir ninguna parte de esta obra por ningún medio sin permiso. Al hacerlo está respaldando a los autores y permitiendo que PRHGE continúe publicando libros para todos los lectores. De conformidad con lo dispuesto en el artículo 67.3 del Real Decreto Ley 24/2021, de 2 de noviembre, PRHGE se reserva expresamente los derechos de reproducción y de uso de esta obra y de todos sus elementos mediante medios de lectura mecánica y otros medios adecuados a tal fin. Diríjase a CEDRO (Centro Español de Derechos Reprográficos, http://www.cedro.org) si necesita reproducir algún fragmento de esta obra.
En caso de necesidad, contacte con: seguridadproductos@penguinrandomhouse.com

Printed in Spain – Impreso en España

ISBN: 978-84-253-6911-7
Depósito legal: B-552-2025

Compuesto en Promograff - Promo 2016 Distribucions, S. L.

Impreso en Huertas Industrias Gráficas, S. A.
Fuenlabrada (Madrid)

GR 6 9 1 1 7

Índice

PRÓLOGO de Rafael Santandreu. 11

INTRODUCCIÓN. Azúcar, el enemigo público
    número uno 13
    ¿A qué se debe que el azúcar esté tan
      demonizado? 14
    Azúcar, diabetes y obesidad. 15
    El reto de la medicina actual 17

PRIMERA PARTE
Fisiología

1. ¿Qué es el azúcar? 23
   ¿Qué ocurre cuando comes hidratos de carbono
     y, en concreto, azúcar? 24
   ¿Qué le pasa a la glucosa en el hígado? 28
   ¿Qué sucede cuando no comes? 35

2. ¿Qué es la diabetes? 42
   Diabetes tipo 1 47
   Diabetes tipo 2 50

3. Resistencia a la insulina, una ciudad en ruinas 56
   Las metástasis de grasa. 60
   Hígado graso, el primo hermano de la diabetes . . . 64

8 ÍNDICE

El músculo, el gran infravalorado 68
Disfunción mitocondrial, una auténtica tragedia . . . 69

SEGUNDA PARTE
El problema

4. Salir a caminar no funciona 77
¿Andar es hacer ejercicio? 77
¿Por qué no vale solo con andar? 79
Salvemos al músculo 80
Si andar no es hacer ejercicio, ¿qué es el ejercicio
y de qué tipos hay? 85
¿Cómo impactan el ejercicio de fuerza y el de alta
intensidad en la glucosa y la grasa? 89
Dudas frecuentes respecto al ejercicio 92

5. Comer poco no funciona 101
¿Por qué tengo ansiedad por la comida? 102
¿Por qué las dietas restrictivas no funcionan
a largo plazo? 104
¿Qué es el efecto rebote o efecto yoyó? 107
¿Funcionan las inyecciones para perder peso? . . . 113
¿Funciona la cirugía bariátrica? 117
¿Funcionan los balones intragástricos? 121
¿Y qué hay de las liposucciones? 122

6. Prohibir alimentos tampoco funciona 124
¿Por qué comer sin grasas no funciona? 125
¿Por qué comer sin azúcar no funciona?
¿Son buenos los productos light? 133
¿Comer alimentos integrales es más sano? 136
¿Por qué prohibir todos los carbohidratos
no funciona? 137
Dieta cetogénica y diabetes 140

ÍNDICE

7. ¿Hay que tener la glucosa plana? 146
   ¿Qué son los picos de glucosa? 146
   ¿Hay que tener la curva de la glucosa plana? 148
   ¿Qué importancia tiene el índice glucémico
      de los alimentos? 151

TERCERA PARTE
La solución

8. No necesitas fuerza de voluntad, necesitas hábitos   157
   ¿Qué es la fuerza de voluntad? 158
   ¿Por qué nos da pereza hacer las cosas? 160
   ¿Cómo marcarnos objetivos? 161
   La *excusitis*, la enfermedad más prevalente
      del siglo XXI 164
   Tienes un saboteador interno que te está jodiendo
      la vida 168
   Si quieres montar al elefante, cambia tu identidad
      como jinete 170
   ¿Cómo cambiar de hábitos paso a paso? 172
   Tres palabras para conseguir lo que quieras
      en la vida 217
   Un año para cambiar tu vida 220

9. Los cuatro hábitos definitivos que te permitirán
      perder peso y controlar la glucosa para siempre . . 222
   1. Ejercicio 223
   2. Actividad física 235
   3. Cómo aprender a comer y dejarte de dietas
      raras 241
   4. Descanso nocturno 257

10. Once reglas de oro para controlar la diabetes
      y perder peso 271

ANEXO I. Ejercicios por niveles para controlar
la diabetes y perder peso 277
Ejercicios de fuerza básicos. 277
Ejercicios cardiovasculares básicos. 280

ANEXO II. Recetas para controlar la glucosa
y perder peso 283

NOTAS 291
AGRADECIMIENTOS 297

Prólogo

Adelgazar parece una tarea descomunal para millones de personas. De hecho, muchas no lo consiguen nunca. Y qué decir de estar en forma, musculado o «buenorro»… Sin embargo, es la cosa más fácil del mundo, incluso inevitable, si sabes cómo.

La clave es, como siempre, usar la mente a tu favor. Para mí, estar en forma está chupado porque lo que me gusta —incluso me apasiona— es comer bien y hacer deporte. Punto.

Y, atención, eso que me pasa a mí es lo natural en el ser humano. A TODOS y TODAS nos apasiona comer saludablemente y hacer deporte. Solo que muchísimas personas no lo han descubierto todavía.

¿Por qué estoy tan seguro de esta afirmación? Muy fácil: porque estamos programados, como el resto de los animales, para eso precisamente, para comer de forma saludable y tener una vida activa. Descúbrelo y fliparás. De repente, lo único que querrás es prepararte los platos más sanos y ricos. Y un ingrediente esencial de tu felicidad será mover el cuerpo de forma que te sientas superfuerte y elástico. Lleno de energía y dispuesto a disfrutar de la vida.

El doctor Víctor Bravo lleva un tiempo ya ayudando a las personas a volver a su esencia saludable. A su poderoso saber médico aúna una didáctica genial y un profundo conocimiento de la mente. Por eso su método es tan exitoso. No solo nos enseña cómo funciona el cuerpo, sino también cómo conseguir que la mente funcione a nuestro favor.

Lee este libro con la mente abierta y el entusiasmo de quien se dirige al lugar más maravilloso de la Tierra. Al final encontrarás parajes paradisiacos donde reina la fuerza, la energía desbordante, la alegría, la armonía y la salud.

RAFAEL SANTANDREU

Introducción

Azúcar, el enemigo público número uno

Cuando era pequeño, me apasionaba leer cómics. Mis favoritos eran los de Mortadelo y Filemón. Me hacía mucha gracia cuando estos agentes de la T.I.A. perseguían por toda la ciudad a los malvados, los fugitivos y los gánsteres más buscados. Muchas veces, la forma de encontrarlos era sencilla: empapelaban las calles con carteles en los que ponía WANTED y que tenían en el centro la cara del criminal en cuestión.

Hoy en día, los posts y reels de Instagram o los vídeos de TikTok se han convertido en ese escaparate social donde buscamos a esos delincuentes. Y en el ámbito de la nutrición no faltan enemigos contra los que batallar. En este sentido, los más odiados son el azúcar y los carbohidratos. Y esto viene de largo, no es flor de un día.

Continuando con mi etapa infantil, también recuerdo anuncios famosos en ese momento en los que la musiquita se te pegaba como una lapa. «Disfruta sin azúcar». ¿Te acuerdas?

En su momento hubo una campaña de desprestigio hacia las grasas; hoy ocurre lo mismo con los carbohidratos, y el azúcar es la punta de lanza. En las redes sociales muchos profesionales claman al cielo y alarman a la población respecto a los perjuicios de estos alimentos: inflaman, engordan, causan diabetes, cáncer... Parece que el azúcar es el responsable de todas las enfermedades del mundo moderno.

Frases como las siguientes están a la orden del día en las redes sociales: «La fruta es mala porque lleva fructosa y eso causa hígado graso»; «El azúcar provoca cáncer y permeabilidad intestinal»; «La dieta cetogénica es la solución: cuantos menos carbohidratos, mejor»; «Hay que aplanar los picos de glucosa para adelgazar».

Raro es el día que no recibo comentarios en YouTube alertando sobre los problemas que provoca comer azúcar. Algunas personas incluso me preguntan cómo me atrevo a decir que no hay que seguir dietas restrictivas en carbohidratos. En fin: «¿Cómo vas a decirme que puedo comer de todo cuando yo, de nutrición, la teoría ya me la sé, porque he probado todas las dietas habidas y por haber?».

¿A QUÉ SE DEBE QUE EL AZÚCAR ESTÉ TAN DEMONIZADO?

En realidad, no hay una respuesta única ni simple. Una puede ser que a los humanos nos encanta buscar un enemigo común, un chivo expiatorio, algo o alguien al que cargar con las culpas cuando no sabemos lo que está sucediendo. Esto, sin duda, es más simple que pararnos a pensar en todas las causas en conjunto. Daniel Kahneman, el psicólogo al que concedieron un Premio Nobel de economía, estudió y demostró que al ser humano le gusta pensar más bien poco.

Cuando pensamos poco, nos equivocamos mucho. Y nos pasa cada dos por tres. Tendemos a creer que las causas de distintas enfermedades complejas —como la obesidad, la diabetes tipo 2 o cualquier dolencia crónica derivada del estilo de vida— se deben, a lo sumo, a un par de factores, aunque son muchos, pero es más simple pensar que los provoca uno solo, ya que eso nos ofrece sensación de control. Y, falsamente, pensamos que podemos evitarlo. Al ser humano no le gusta admitir que algo se le escapa de las manos, así que, en la actualidad, estos sesgos cognitivos que definía Kahneman se están convirtiendo en un problema.

Azúcar, diabetes y obesidad

En el siglo XX, todo el peso de la ley cayó sobre las grasas. En nuestros días, les hemos colgado el sambenito de «enemigo» a los carbohidratos y de «veneno blanco» al azúcar, del que hasta se ha dicho que es capaz de matarnos. En el pasado, la primera causa de muerte eran las enfermedades infecciosas, pero hoy nos morimos muy poco de eso; hemos desarrollado antibióticos muy potentes para curar numerosas infecciones y creado vacunas para prevenirlas.

Todo esto está genial, y soy su primer defensor —y lo seguiré siendo—, pero no debemos olvidar que la primera causa de muerte del mundo moderno son las enfermedades cardiovasculares,[1] en las cuales la diabetes y el exceso de grasa en forma de sobrepeso u obesidad tienen mucho que ver. Esto ha sido así al menos hasta el año 2023, cuando el cáncer pasó a ser la primera causa de mortalidad en España, relegando a la enfermedad cardiovascular a un segundo plano. Tendremos que ver la evolución en los próximos años para confirmar este hecho.

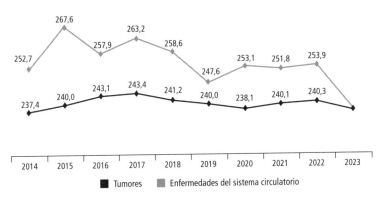

Figura 1. Descenso de la mortalidad por enfermedad cardiovascular, respecto a la causada por el cáncer, en el año 2023 en España. Fuente: Instituto Nacional de Estadística (INE), 2023.

Cito la frase del documento del INE: «El 26,4 % de las defunciones en el año 2021 se debieron a enfermedades del sistema circulatorio, el 25,2 % a tumores y el 10,2 % a enfermedades infecciosas».

El hecho de que la mortalidad por enfermedad cardiovascular se haya reducido no implica que la incidencia haya disminuido, más bien al contrario: cada vez hay más gente enferma y durante más tiempo. Una cosa es reducir la mortalidad (algo que está muy bien) y otra muy diferente es aumentar la calidad de vida. Es decir, aunque ahora una persona con diabetes y con obesidad puede vivir más años que antes, eso no significa que vivirá bien esos años. A lo largo del libro nos adentraremos en la causa verdadera del problema para así poder ponerle remedio.

Es cierto, los productos azucarados y ultraprocesados desempeñan un papel importante en esta epidemia de enfermedad crónica de diabetes tipo 2 y obesidad. Pero no seamos simplistas: el azúcar no es el único culpable. Hay muchos otros que suelen pasar desapercibidos, y mi objetivo en este libro es desentrañar todos los que pueda.

Cuando un problema es global y multifactorial, necesita justo eso, un abordaje multicausal, no que nos centremos solo en la punta del iceberg: el azúcar. Por eso no pretendo darte la mejor dieta para bajar el azúcar, básicamente porque no la hay.

Lo único que existe es un hábito de comer saludable (no de hacer régimen), apto para todos los públicos, que nos ayudará a mantener a raya tanto el azúcar en sangre como el peso. Sin embargo, hay otros elementos que debemos tener en cuenta que, como ya he comentado, tendemos a pasar por alto, y será de vital importancia considerarlos si queremos lograr nuestro objetivo. Y tendremos que implementar un cambio de hábitos global que tenga en cuenta la alimentación, pero también los niveles de ejercicio y actividad física, así como la gestión del tiempo y el estrés.

La diabetes y la obesidad son dos patologías que están creciendo a un ritmo bestial en los últimos años. Este libro es de primera necesidad para las personas que padecen estas enfermedades, ya que la medicina hospitalaria y asistencial no puede abordar ni de lejos este problema que se está cebando con una gran parte de la población. Además, estas enfermedades suponen un gran segmento del gasto sanitario y provocan un enorme sufrimiento entre quienes las padecen.

Según las estadísticas, dos de cada tres españoles a partir de los cincuenta años tienen sobrepeso u obesidad.[2] De estos, aproximadamente uno o dos de cada diez —o más incluso, ya que muchos no están diagnosticados— tiene o tendrá diabetes tipo 2 en algún momento de su vida,[3] con las complicaciones que esto conlleva. Pero, atención, este problema no solo afecta a las personas mayores. Cada vez más niños padecen diabetes tipo 2 debido a la actual epidemia de obesidad infantil. Y así estamos, con un problema de kilos y glucosa cada vez más disparados, a pesar de que nos centramos en recomendar dietas que restringen los alimentos azucarados con escasos resultados. Y así nos va. Homer Simpson diría: «Estúpido y sensual Flanders», y nosotros podríamos decir: «Estúpido y sensual azúcar». Maldito azúcar.

El reto de la medicina actual

Recuerdo que un día estaba trabajando en las urgencias del hospital y, de repente, sonó el timbre del box de reanimación cardiopulmonar. Acababa de llegar en una camilla un hombre de mediana edad al que le estaba dando un infarto. Tenía la cara blanca como el gotelé, una pinta de muerto que no había visto en mi vida. Por suerte, se lo llevaron a la UCI en un periquete y, en menos que canta un gallo, ya estaba el cardiólogo poniéndole el muellecito. «Menos mal que estaba en el hospital», pensé. Si le llega a pasar en casa, no lo cuenta.

La medicina actual es espectacular a la hora de tratar enfermedades agudas. Si te da un infarto, te salvarán poniéndote un stent farmacoactivo. Si tienes una parada cardiaca, te reanimarán. Si tienes un ictus, tampoco morirás, porque te reperfundirán la arteria obstruida por el coágulo. Si tienes una fractura ósea expuesta, te la arreglarán. Pero no todas las patologías son agudas, también existen las crónicas, para las cuales poca respuesta hay más allá de los fármacos y la cirugía. Estas últimas son las que suponen una mayor carga asistencial y las que más se ven en consulta. Si bien no te matan en un momento como un infarto, limitan mucho tu calidad de vida.

En nuestros días, el reto de la medicina es batallar contra estas enfermedades. En este libro te explicaré las que me competen, la diabetes y la obesidad, pero hay muchas otras patologías crónicas que también se beneficiarán de todo lo que voy a contarte. Y no tiene nada que ver con lo que se ha dicho toda la vida: «Siga usted esta dieta, cierre el pico, no coma mucho y camine una hora cada día». Eso no da resultado, como descubrirás a medida que sigas leyendo.

Si quieres lograr resultados, tienes que pensar de manera diferente, descubrir un nuevo paradigma de salud, ir más allá de dietas y caminatas, dejar de clasificar los alimentos en buenos y malos, y no seguir a la masa acrítica ni a una sociedad que lo ha medicalizado todo, empezando por los alimentos (entre ellos, el azúcar). Ahora parece que comer esto (pero no lo otro) evitará que tengas cáncer. O lo contrario, no comer esto (pero sí lo otro) aumenta la glucosa y provoca diabetes.

Es muchísima la gente que equipara los alimentos a los fármacos pero no tiene ni idea de cómo llevar una alimentación saludable. Tampoco sabe cómo entrenar el cuerpo para activar y desarrollar la potente máquina que la vida les ha regalado ni desarrollar hábitos saludables que jueguen a su favor, al contrario. Piensan que la salud es algo que algunos tienen porque sí y otros, pobrecitos, no. A medida que avances en la lectura, verás que la salud, los buenos niveles de glucosa y un peso (composición corporal) adecuados no tocan en la lotería. Al revés, se ganan a diario.

Si llevas toda la vida así, siguiendo las recomendaciones estrafalarias de supuestos gurús y saltando de dieta en dieta, estás de suerte. Este libro te dará (¡por fin!) la metodología que funciona para perder peso y controlar tus niveles de glucosa sin tener que seguir dietas raras. Además, este conocimiento que vas a leer y aplicar no está probado solo por mí y por la ciencia actual, sino también por los cientos de personas a las que hemos ayudado en mi Academia de Diabetes Online a controlar la diabetes o revertirla, siempre que fuera posible, además de a perder peso. En definitiva, estás en un camino seguro recorrido por mucha gente antes que tú. Voy a presentarte mi sistema de trabajo, basado en la generación de hábitos saludables de ejercicio y nutrición.

Por lo tanto, querido lector, entiendo que, si has comprado este libro, es porque quieres ir más allá de toda esta farsa del azúcar y las dietas. Supongo que te apetece leerlo porque, en algún punto, has sentido genuino interés sobre este elemento tan desconocido, el azúcar, ese malvado del que todos hablan. Quizá quieras saber si es tan bueno o tan malo como dicen. A lo mejor te interesa averiguar si su consumo influye en el hecho de que engordes o presentes diabetes tipo 2 en el futuro. Puede que también quieras descubrir el engaño que hay detrás de todos los productos bío, eco, light, zero, integrales o sin azúcar que puedes encontrar en el supermercado, y tomar mejores decisiones alimentarias.

¿Qué hay detrás del azúcar? Acompáñame para descubrirlo de forma fácil, sencilla y adaptada a todos los públicos.

PRIMERA PARTE

Fisiología

1

¿Qué es el azúcar?

El azúcar no es más que un tipo de carbohidrato. En concreto, un carbohidrato simple. Podemos dividir los hidratos de carbono en dos grupos:

HIDRATOS DE CARBONO SIMPLES

Monosacáridos: Fructosa (presente en la fruta), glucosa y galactosa.

Disacáridos: Maltosa (glucosa + glucosa, presente en la cerveza), sacarosa (glucosa + fructosa, presente en el azúcar blanco y moreno, la panela, el almíbar, los zumos de fruta o la miel) y lactosa (glucosa + galactosa, presente en la leche).

HIDRATOS DE CARBONO COMPLEJOS

Oligosacáridos (rafinosa, estaquiosa, fructooligosacáridos, galactooligosacáridos, maltotriosa): Conviene saber que muchos de ellos forman parte de la fibra alimentaria, por lo que están presentes en las verduras, y otros forman parte de la leche materna, por ejemplo.

Polisacáridos (almidones): Cereales (arroz, avena, trigo, cebada, maíz…) y derivados (pasta, pan, harinas), pseudocereales (quinoa, trigo sarraceno), legumbres y tubérculos.

Ahora que ya conoces los tipos de carbohidratos que existen y lo que es (y, sobre todo, lo que no es) el azúcar, demos un paso más allá y entremos en la siguiente parte: ¿qué pasa si comemos azúcar? ¿Nos mata? ¿Produce picos de glucosa que destruyen las arterias? ¿Eleva la insulina y esta nos hace engordar? Vamos a verlo.

¿QUÉ OCURRE CUANDO COMES HIDRATOS DE CARBONO Y, EN CONCRETO, AZÚCAR?

Comer carbohidratos podría compararse a nacer en una familia rica o en una pobre: al final, todos morimos igual. Aunque parezca una broma, no lo es. Comas el carbohidrato que comas, todos seguirán una secuencia parecida hasta terminar almacenándose o degradándose.

¿Significa eso que podemos comer cualquier tipo de hidratos de carbono con la misma frecuencia? ¿Siempre pasará lo mismo? No, tampoco es eso. Lo interesante es saber qué tipo de hidrato de carbono conviene priorizar en cada momento según las necesidades. Para ello, veamos la diferencia entre comer carbohidratos complejos y simples.

Cuando comemos carbohidratos complejos, la primera digestión se produce en la boca, donde actúa una enzima llamada «amilasa salival». Esta activa la degradación de los azúcares complejos hacia otros más simples, es decir, actúa como una tijera: corta los hidratos en trocitos pequeños para que puedas absorberlos en el intestino. Si quieres, haz la prueba: déjate un trozo de pan en la boca sin comértelo y, al cabo de un rato, empezará a saberte dulce, ya que se habrá descompuesto en hidratos de carbono simples (glucosa y maltosa) gracias a esta enzima.

Una vez masticas la comida y decides tragarte el alimento, el carbohidrato complejo llega al estómago y se somete a la acción del ácido clorhídrico que segregan las células parietales.

¿QUÉ ES EL AZÚCAR? 25

Sí, correcto, las que bloqueamos con el omeprazol a diario. Gracias a ese ácido, seguirá degradándose en moléculas cada vez más pequeñas dentro del estómago. Después pasará al intestino delgado y, una vez ahí, este tipo de carbohidrato sufrirá otro troceado más. En este caso, lo produce la amilasa pancreática. Cada vez que comes, el páncreas no solo libera insulina a la sangre, sino también una serie de enzimas al intestino. Es el llamado «páncreas exocrino».

Estas enzimas digestivas tratarán de descomponer todo lo que comas (grasas, proteínas o carbohidratos) para que puedan absorberlo los enterocitos, las células de la barrera intestinal. El carbohidrato complejo será cortado en pedacitos una vez más hasta convertirse en disacáridos y monosacáridos (glucosa, fructosa o galactosa). Al final, **solo se pueden absorber los monosacáridos**, y cada uno tiene su transportador específico en la célula que conforma la barrera intestinal.

- La **glucosa** y la **galactosa** se absorben con el sodio gracias a un transportador llamado SGLT-1.
- La **fructosa** se absorbe mediante un transportador llamado GLUT-5.
- La **glucosa** y la **fructosa** pasan del enterocito a la sangre mediante el transportador GLUT-2.

Nota: Los pacientes intolerantes a la lactosa no pueden producir la enzima lactasa, que permite cortar la lactosa en glucosa + galactosa. Como no se da este proceso, las bacterias del intestino se ponen las botas fermentando la lactosa para obtener energía. Eso causa los clásicos dolores de barriga, flatulencias y diarreas. (Dato curioso: cuando compras leche sin lactosa, realmente no compras eso, sino una leche normal a la que le añaden lactasa. Esta última es una enzima que degrada la lactosa en glucosa y galactosa,

> lo que finalmente absorbes. La leche sin lactosa es una leche normal que viene «digerida» de antemano).

Genial, hasta aquí todo perfecto. *Grosso modo*, este es el trayecto que siguen todos los carbohidratos complejos hasta llegar a la sangre. Pero me falta hablar de un elemento que desempeña un papel fundamental: la fibra alimentaria. La fibra es como el escudo protector del carbohidrato, lo que quiere decir que cuanto más reforzados estén los hidratos de carbono, más les costará a estas enzimas digestivas degradarlos o cortarlos. ¿Qué ventajas tiene la fibra de cara a la digestión?

1. Se retrasa el paso de un punto a otro del aparato digestivo, lo que provoca que el estómago se vacíe más tarde y, por lo tanto, que aumente la sensación de saciedad.

2. Tiene la capacidad de alimentar las bacterias intestinales mientras se degrada, y favorece su salud. Además, ayuda a prevenir el cáncer colorrectal.

3. Ayuda a formar el bolo fecal y a prevenir el estreñimiento.

4. Este proceso retrasa la absorción de los carbohidratos simples y, por lo tanto, evita los picos muy pronunciados de glucosa y las bajadas posteriores asociadas.

Como puedes apreciar, el consumo de fibra tiene numerosas bondades para la salud, por lo que siempre que comas carbohidratos complejos debes intentar que sean integrales (si nos referimos a los cereales) o que contengan la mayor cantidad de fibra alimentaria posible. En el capítulo 6, en la sección «¿Comer alimentos integrales es más sano?», aprenderás a diferenciar los verdaderos cereales integrales de los que no lo son.

Vayamos ahora a por los carbohidratos simples. Cuando los comes (recuerda, mono o disacáridos), no necesitan pasar por todo este proceso, pues ya vienen digeridos de fábrica. Por lo tanto, llegarán de una forma más directa y rápida al intestino (por eso también se conocen como hidratos de carbono «de absorción rápida» y, los otros, «de absorción lenta»). Esto permitirá una absorción más temprana porque no presentan la fibra de la que ya te he hablado.

Antes de seguir avanzando, voy a convertirme en adivino y te voy a leer el pensamiento. Ahora mismo estás diciendo: «¡Ajá, lo sabía, los azúcares simples son malos porque no tienen fibra y hacen que la glucosa se eleve a mayor velocidad!». Y sí, es correcto, estos azúcares simples —carbohidratos simples o de absorción rápida, como los quieras llamar— suben más rápido los niveles de glucosa en sangre que los complejos. Pero solo hemos llegado a la mitad de esta telenovela turca... No te adelantes ni los metas en la cárcel. Vámonos al hígado, que viene la parte interesante.

Estaba diciendo que el transportador de estos carbohidratos simples los absorbe y llegan a la sangre. Ahora voy a revelarte una verdad: **todos los carbohidratos quieren ser glucosa**. Pero claro, la fructosa y la galactosa no pueden transformarse en glucosa por las buenas. Necesitan pasar por el hígado. Pues allá que se van.

Llegan al hígado por la carretera más importante que hay desde los intestinos: la vena porta. Una vez allí la glucosa, la fructosa y la galactosa, estas dos últimas son transformadas en glucosa. Y ahora empieza el rollo. Pero no te preocupes, que voy a tratar de resumirlo de la forma más fácil posible y apta para todos los públicos. De momento me conformo con que entiendas que comas el carbohidrato que comas —simple o complejo, integral o no—, antes o después acabará en tu hígado y en tu sangre en forma de glucosa. Por eso te he dicho que daba igual que nacieras en una familia rica o pobre, porque morirás igual.

Es hora de pasar a la siguiente fase.

¿QUÉ LE PASA A LA GLUCOSA EN EL HÍGADO?

Cuando comes, la insulina se eleva y la glucosa entra en las células de todo el cuerpo. ¿Qué es la insulina? Es una hormona que segrega el páncreas durante la función endocrina (recuerda que la exocrina producía enzimas digestivas). La función de esta hormona es, entre otras, permitir que la glucosa se introduzca en las células y estas la utilicen como fuente energética.

Una vez la insulina ha facilitado esta función y la glucosa se encuentra en el hígado y el músculo, las moléculas de glucosa se unen entre ellas y se transforman en glucógeno. El objetivo es tener una reserva de glucosa almacenada para que pueda usarse cuando sea necesario. Y esto sucede siempre, a no ser que tengas un exceso de glucosa almacenado como glucógeno.

En este caso, el excedente de glucosa se deposita como grasa en forma de triglicéridos (grasa). Esta vía se llama «lipogénesis *de novo*», y es la que les encanta mencionar a los gurús de la nutrición. Pero una cosa es que esta ruta metabólica esté disponible y otra cosa es que sea la más transitada. Lo entenderás ahora cuando hable de la fructosa. Si esta situación de exceso de glucosa se acompaña de un ambiente de exceso de energía continuo, ganarás grasa en todo el cuerpo y engordarás. **Pero no es el azúcar lo que hace engordar, sino el exceso de energía.**

Recuerda

- Si comes más calorías de las que gastas, estarás en superávit energético o calórico. Aquí se tiende a engordar.

- Si comes menos calorías de las que gastas, estarás en déficit energético o calórico. Aquí se tiende a adelgazar.

- Si comes las mismas calorías de las que gastas, estarás en un estatus isoenergético o isocalórico. Aquí se mantiene el peso.

Estos triglicéridos formados a partir de la glucosa y la grasa que ingieres en la alimentación —que no necesita pasar por todo este proceso, ya que es solo grasa— salen a la sangre para llegar al tejido adiposo o grasa bajo la piel (subcutánea) para almacenarse ahí.

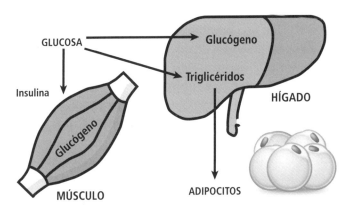

Figura 2. Almacenamiento de la glucosa en glucógeno y su transformación en grasa (lipogénesis *de novo*). Fuente: elaboración propia.

En este punto, tiene sentido mencionar que acuden hasta allí como Ulises partió de Ítaca: en barcos. Estos barcos son conocidos como VLDL (*very low density lipoprotein*) y, a medida que se acercan a su destino, se van desprendiendo de determinadas partes, haciéndose cada vez más pequeñitos. Primero se forma el IDL y luego el LDL. Este último te sonará: es el colesterol malo. Más adelante veremos por qué se le conoce así.

Por último, las partículas de LDL llegan al tejido graso y tocan el timbre. Les abre el portero del tejido graso, conocido como LPL (lipoproteinlipasa), que permite que los triglicéridos se vacíen dentro del tejido graso y se acumulen ahí. ¿Y a que no sabes quién llama a la puerta para que esto suceda? Pues sí, la insulina. La insulina no solo tiene la función de hacer que la glucosa entre en las células, sino que también se ocupa de almacenar la grasa en el tejido adiposo y de activar toda la maquinaria metabólica que hace que todos los triglicéridos lleguen ahí.

Eso ha contribuido a que se la tilde injustamente de «hormona que engorda». Pero, si te fijas, no es del todo así: que haya un exceso de glucosa que se almacene como triglicéridos no quiere decir que se gane grasa corporal total. Es como si tienes en el salón una bombilla que no utilizas y decides colocarla en el flexo de la mesita de noche de tu dormitorio. Las gallinas que entran por las que salen. El problema viene cuando hay una cantidad excesiva de glucosa que ha entrado por la vía alimentaria junto con un exceso de calorías procedentes de la ingesta de otros macronutrientes (proteínas, grasas y otros carbohidratos) y esto se suma a un entorno en el que no se gastan calorías (sedentarismo) y que además se mantiene de forma crónica. En ese momento, ganarás grasa de forma global, pero no en otros casos.

Veamos un ejemplo muy claro de la falsedad de este mensaje: si el azúcar, en concreto la glucosa, fuera el causante del sobrepeso y la obesidad, los atletas de resistencia —ciclistas, maratonianos…—, que consumen glucosa durante las pruebas deportivas para mantener su nivel de rendimiento, tendrían el hígado graso. Pero no suele ser así.

A raíz de esto, uno de los mayores errores que comete la gente en nutrición es clasificar los alimentos en buenos o malos por la presencia en ellos de un único nutriente. Por ejemplo, es muy común que a las personas con diabetes u obesidad les prohíban comer fruta porque tiene fructosa y otros azúcares simples.

Razonamiento (erróneo):

La fruta tiene azúcar. → El azúcar aumenta los niveles de glucosa y produce picos. → Eso eleva la insulina. → La insulina engorda. → La diabetes empeora.

La primera parte del enunciado es cierta. La fruta contiene una buena cantidad de fructosa, un carbohidrato simple. Pero los errores de base están en los tres puntos siguientes:

1. No somos capaces de reconocer que los alimentos son mucho más que la suma de sus nutrientes. Siguiendo el modelo que propone que la fructosa es mala o que el azúcar es malo, ponemos al mismo nivel comernos un plátano que bebernos un zumo industrial. Y no es así.

   Para entenderlo, hay que comprender el concepto «matriz alimentaria», el espacio donde interactúan unos nutrientes con otros. En este caso, dos más dos no tiene por qué ser cuatro, sino que pueden ser siete o veinte.

   Por lo tanto, no es lo mismo comerse un plátano que beberse un zumo industrial, por mucho que ambos contengan fructosa. El plátano tiene unos nutrientes que se potencian entre ellos, además de una gran cantidad de fibra, es decir, una alta densidad nutricional. Al zumo industrial le sucede todo lo contrario: tiene poca densidad nutricional.

2. Asumimos que la elevación de la insulina hace que engordemos, y no es así. Como hemos visto, el responsable es el exceso calórico.

3. Pensamos que la subida de la insulina es mala. Al contrario: si la insulina no subiera, tendríamos un problema (si no, que se lo digan a los pacientes con diabetes tipo 1).

Todos estos errores de concepto nos llevan a la errónea conclusión de que la diabetes empeora por comer fruta, y nada más lejos de la realidad. Y como no bastaba con la glucosa, también la hemos tomado con la fructosa.

sacarosa (azúcar) = glucosa (enemigo n.º 1) + fructosa (enemigo n.º 2)

El mito de la fructosa

La fructosa es uno de los componentes del azúcar (glucosa + fructosa). Se han escrito ríos de tinta sobre sus posibles efectos perjudiciales, y se le ha achacado que dispara enfermedades como el hígado graso y la gota.

Tener esta visión de la fructosa es ser, cuando menos, simplista. La fructosa no acaba convirtiéndose en grasa porque sí, como tampoco la glucosa. Esto solo se producirá cuando haya un contexto de exceso de calorías junto con un exceso de hidratos de carbono que no puedan acumularse como glucógeno. Entonces, el sobrante se almacena como grasa.

Y ojo, esto no implica engordar, solo se producirá si esta situación se produce de forma sostenida en el tiempo. No un día ni dos. En esos momentos, el cuerpo tiende a acumular grasa, pero en otros no. De hecho, la fructosa suele seguir más bien la otra vía metabólica y transformarse en glucosa, de manera que contribuye al mantenimiento de la glucemia en sangre.

Esta vía metabólica es la que los gurús de la nutrición suelen obviar. La fructosa en un 50 % se convierte en glucosa y se usa para mantener la glucemia en sangre. Un 20 % se usa para repletar el glucógeno, y un 25 % forma lactato a partir de ella. Solo un 5 % (o menos) de la fructosa se irá a la vía de la generación de grasa.[1] Esto es así al menos en condiciones isocalóricas (comer lo mismo que se gasta). Como mucho, esta vía puede subir al 10 % si se come más de lo que se gasta. En resumen, la vía metabólica favorita de la glucosa y de la fructosa en ningún caso será convertirse en grasa, como tantos nos quieren hacer creer. De ahí que te comentara que el hecho de que una ruta metabólica exista no quiere decir que sea la que más se utilice.

Además, los ensayos clínicos de intervención lo dejan muy claro: si empatamos las calorías en los dos grupos a estudio, da igual que pongas fructosa o glucosa, azúcares o grasas: ninguno de los dos grupos ganará más grasa corporal que el otro.[2]

Esto ha sido demostrado infinidad de veces. El balance calórico global es lo que marca la diferencia entre tener exceso de grasa o no y, por lo tanto, el riesgo de padecer hígado graso. No es por la fructosa.

Si la fructosa no se convirtiera en glucosa, ¿por qué los maratonianos o los ciclistas la iban a consumir junto con la glucosa en las pruebas deportivas? No les interesaría.

Otra prueba más de que la fructosa debe convertirse en glucosa: existen errores congénitos en el metabolismo de la fructosa, lo que se conoce como «fructosemia», en la que el sujeto

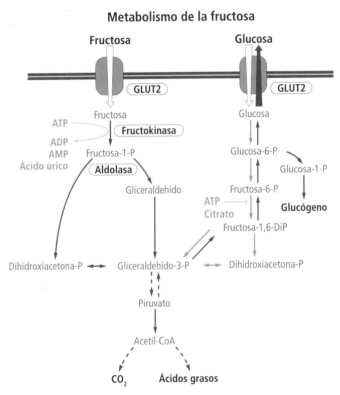

Figura 3. Esquema-resumen de la transformación de fructosa en glucosa y grasa en el hígado. Como se ve en la figura, la fructosa se puede convertir tanto en glucosa como en grasa en función del estatus energético. Fuente: L. Tappy *et al.*, 2023.

afectado carece de una enzima que metaboliza la fructosa en sus primeros pasos (la aldolasa B). Debido a ello, se produce un aumento de la fructosa 1-P, que es tóxica para el organismo. Si la fructosa (y la galactosa) no se pudiera convertir en glucosa en el hígado, provocaría un grave problema al organismo.

Por otro lado, la gota es una enfermedad reumática causada por depósitos de cristales de urato monosódico en las articulaciones que se forman cuando hay un exceso de ácido úrico en la sangre. Si te fijas en la figura 3, cuando la fructosa se metaboliza en sus primeros pasos consume energía en forma de ATP(adenosina trifosfato), y eso genera AMP (adenosina monofosfato). Al intentar deshacernos de ese exceso de AMP es cuando se forma el ácido úrico. Se ha hipotetizado que la fructosa podría participar en la formación de este ácido, y así lo demuestran los estudios observacionales,[3] al contrario de los de intervención, donde se controlan las calorías que consumen los participantes.[4] Por lo tanto, pasa lo mismo que antes: el balance energético manda. De hecho, no es para nada infrecuente que los pacientes con obesidad y diabetes tipo 2 presenten también hiperuricemia (niveles altos de ácido úrico).

Así pues, los males de los que se ha culpabilizado a la fructosa no tienen justificación si no entendemos el contexto general. Lo razonable es responsabilizar al consumo excesivo de calorías a través de una mala alimentación junto con un bajo gasto calórico debido al sedentarismo y la falta de ejercicio.

Los culpables son muchos factores, no uno, como veremos. Y volvamos a lo de antes: no es lo mismo tomar fructosa en una nectarina que en una coca-cola. La segunda contribuye al exceso crónico de energía; la primera es menos probable que lo haga. Un litro de coca-cola puede contener 100 g de azúcar, de los cuales 50-60 g serían fructosa. Una nectarina de 150 g tendría 7-8 g de azúcar, de los cuales 3-4 g serían fructosa. Es decir, te tendrías que comer unas quince nectarinas (más de 2 kg) para igualar la fructosa que te tomarías con un litro de refresco. Un auténtico disparate. Y además, para engordar debido a ello, tendrías que estar en superávit energético a lo largo del tiempo, lo que es poco probable con semejante empacho.

No temas a la fructosa de la fruta. Ojo, tampoco a la de los ultraprocesados, ya que un consumo ocasional no es tan dañino como piensas. Lo veremos en el apartado «¿Por qué prohibir alimentos no funciona?».

Ahora ya sabes qué pasa cuando comes carbohidratos, pero ¿qué sucede cuando NO comes? ¿Quién mantiene los niveles de glucosa en sangre? ¿Es cierto que hay que comer cada tres horas para no ralentizar el metabolismo? ¿Es verdad que hay que hacer cinco ingestas al día?

¿Qué sucede cuando no comes?

Ahora veremos la situación opuesta a la anterior: el ayuno. Aunque esté de moda el ayuno intermitente, todos los seres humanos ayunamos mientras dormimos. Siempre hay un momento del día en que no comemos y, pese a ello, los niveles de glucosa se mantienen constantes en la sangre.

Esto sucede porque existen unas hormonas llamadas «contrarreguladoras de la insulina». Si la insulina tiende a vaciar de glucosa la sangre, existen otras hormonas que suelen hacer lo contrario, subirla. Son varias las que lo activan, pero la principal es el glucagón, que, al igual que la insulina, se produce en el páncreas. Esta es la hormona que predomina en los periodos de ayuno y la que hace que el hígado libere a la sangre la glucosa que había almacenado como glucógeno para usarla cuando fuera necesario. Y justo en este momento es cuando hace falta.

A medida que se alarga el ayuno, el glucagón va vaciando el hígado de glucosa para aportar la cantidad necesaria. A su vez, la insulina también va bajando, y se va creando un juego de equilibrio entre estas dos hormonas. Pero vamos a suponer que, por lo que sea, estamos más tiempo sin comer. ¿Qué sucede? ¿Desfallecemos?

No, para nada, el organismo es muy inteligente. Está perfectamente adaptado a periodos largos sin ingerir alimentos y, a pesar de ello, sigue manteniendo las concentraciones de glucosa idóneas. Es decir, aunque el glucógeno almacenado se va gastando, hay otras maneras de fabricar glucosa. Este proceso se llama «gluconeogénesis», que quiere decir que el organismo es capaz de generar glucosa a partir de otros sustratos disponibles (aminoácidos, glicerol de los triglicéridos y otros metabolitos).

Este proceso se lleva a cabo en gran parte en el hígado y, en menor medida, en los riñones. Cuanto más se alarga el ayuno, más se activa este proceso mediado por el glucagón y favorecido por la disminución de la insulina. Por eso, lo que nos han contado toda la vida de que hay que comer cinco veces al día para activar el metabolismo es falso. No hay nada que active más el metabolismo de la glucosa y la grasa que pasar tiempo sin comer, te lo garantizo. Aunque no comas nada, la glucosa se mantendrá en la sangre. Es más, la recomendación de las cinco ingestas al día o comer cada tres horas puede facilitar lo contrario: ganar peso por la cantidad de oportunidades para tomar más calorías.

Otro error de concepto es pensar que nos está dando una hipoglucemia por tener valores de glucosa inferiores a 70 mg/dl. En ese caso, lo que hacemos es extrapolar los valores de normalidad de personas con diabetes a las que no la tienen. En sujetos sin diabetes no se considera hipoglucemia hasta que no existen valores inferiores a 45-50 mg/dl. Además, deben existir síntomas asociados a esa hipoglucemia que se corrigen con la ingesta de carbohidratos simples. Esto se conoce con el nombre de «tríada de Whipple». Si no se cumple, no hay hipoglucemia.

Antes hemos visto que el glucógeno tenía otro lugar para almacenarse: el músculo. Sin embargo, existe un problema con él —quizá el único, el resto son ventajas—, y es que no es tan generoso como el hígado. Mientras que este órgano nos llena la sangre de glucosa a medida que la necesitamos, el músculo no lo hace, sino que se la queda toda para él. El glucógeno que se almacena allí es necesario para realizar actividad y ejercicio físico, y esta es la única forma de gastarlo.

Cuando haces ejercicio, usas la glucosa del glucógeno muscular, que pasará por una serie de procesos metabólicos y, al final, te hará tener energía. A medida que entrenas, vas agotando el glucógeno poco a poco, lo que contribuye a la fatiga muscular. Por lo tanto, mientras te ejercitas no solo dependes de la glucosa del glucógeno, sino también de la que te llega por el torrente sanguíneo que te manda el hígado. Y todo esto eres capaz de hacerlo mientras no comes.

Pero demos un paso más: supón que estás varios días sin comer. Aunque ocurriera esto, contarías con mecanismos para seguir viviendo y mantener los niveles de glucosa en sangre. Uno de los inconvenientes del ayuno prolongado es que se experimenta una pérdida de masa muscular debido a que los aminoácidos son necesarios para la gluconeogénesis y, en parte, los obtienes gracias a la degradación de la proteína muscular. En ese momento, el ayuno se convierte en algo negativo. Para que esta pérdida muscular no sea muy acusada, el organismo debe inventarse un sistema que le permita mantener los niveles de glucosa en sangre sin perder el músculo. Y ahí surgen los cuerpos cetónicos.

Cuando llevas tres o cuatro días sin comer, el organismo llega a su pico de producción de cuerpos cetónicos que proceden de la grasa corporal que te ayuda a prolongar el ayuno. Recuerda que esta grasa se almacena en forma de triglicéridos en el tejido adiposo. Mientras no comes, con la bajada de la insulina y la subida del glucagón, se genera el ambiente perfecto para que el tejido adiposo libere ácidos grasos. Cada triglicérido almacena tres ácidos grasos que se derivan a la sangre, llegan a nuestro amigo el hígado y se convierten en cuerpos cetónicos. Esto te ofrece dos ventajas:

1. Puedes alimentar al cerebro con otro sustrato que no sea glucosa, y así te la ahorras. Por eso el mito de que el cerebro necesita azúcar también es falso. El cerebro necesita glucosa, cierto, pero se puede nutrir a base de cuerpos cetónicos si la situación lo requiere.
2. Puedes ahorrar masa muscular porque, para fabricar cuerpos cetónicos, no se necesitan aminoácidos, sino grasa, la que tienes almacenada a mogollón, mucho más que glucógeno.

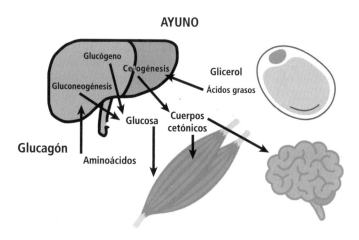

Figura 4. Formación de los cuerpos cetónicos. Fuente: elaboración propia.

Estos cuerpos cetónicos tienen una cualidad cerebral: suprimen el apetito. Por eso es muy frecuente que las personas que llevan varias horas o días de ayuno tengan menos hambre conforme pasa el tiempo. También yo lo experimenté cuando decidí pasar treinta y cinco horas sin comer, solo por probar. A medida que iban alargándose las horas de ayuno, cada vez tenía menos hambre, un efecto curioso, cuando menos. Es más, recuerdo que, cuando comí, lo hice sin ganas. Debido a este efecto, se ha hipotetizado que las dietas que elevan los cuerpos cetónicos, las cetogénicas, podrían ser efectivas para la pérdida de peso por este control del apetito. A pesar de sus buenas intenciones, en la práctica casi todas las dietas para perder peso fracasan, como luego veremos. Sobre todo las restrictivas, como la cetogénica.

Esta dieta se basa en no comer hidratos de carbono o comer muy pocos, el mínimo para activar la cetogénesis. No comer carbohidratos simula en el cuerpo una situación de ayuno como la que hemos descrito, ya que se activa la producción de glucosa a partir de la gluconeogénesis en el hígado. Como no hay abundancia de glucosa, el cerebro se tiene que buscar la vida, y activa la cetogénesis para tener con qué alimentarse.

La cetosis es, por lo tanto, un proceso fisiológico que se da ante la escasez de glucosa y que te permite mantener los niveles de glucemia en sangre mientras el cerebro sigue vivo y ahorras masa muscular. Aunque es un proceso natural, se revierte con mucha facilidad en cuanto se consumen hidratos de carbono. Es decir, nuestro organismo elige preferentemente no funcionar en cetosis y considera mejor opción usar la glucosa como fuente principal de energía. Pero tenemos que echarle una mano para que lo haga bien y dejar de hacerle la puñeta con nuestro patológico estilo de vida.

Ahora que ya has leído este capítulo sobre los carbohidratos, el azúcar y el metabolismo de los triglicéridos, probablemente conozcas más sobre bioquímica y metabolismo que el 99 % de la gente, de manera que evitarás caer en los errores más comunes que se cometen en nutrición.

Ha llegado el momento de dar un paso más: entender qué sucede cuando el metabolismo de los hidratos de carbono se altera a nivel patológico. Hablemos de la diabetes.

Recuerda

- Los hidratos de carbono se pueden clasificar en simples y complejos.

- A mayor complejidad y presencia de fibra, más despacio se absorberán (carbohidratos lentos). A mayor simplicidad y menor presencia de fibra, más rápido se absorberán (carbohidratos rápidos).

- El aumento de carbohidratos en sangre dispara la producción de insulina, que también se eleva al comer proteínas, pero en menor proporción.

- Entre las funciones más importantes de la insulina están la entrada de glucosa en las células, el almacenamiento en forma de glucógeno y la acumulación de grasa en el tejido adiposo. También favorece la formación de estructuras proteicas en todo el cuerpo, entre ellas, la masa muscular.

- Cuando hay un exceso de energía, la insulina acumula el exceso de glucosa en forma de grasa. Si se mantiene a largo plazo, esto es lo que hará que engordes, no la insulina como tal.

- La fructosa no genera hígado graso. Se convierte en glucosa en el hígado y, cuando hay un exceso, se almacena en forma de grasa. Mientras no se den unas condiciones de exceso de energía, no se generará hígado graso. Así pues, puedes generar hígado graso aunque no comas fructosa ni frutas, solo por exceso calórico crónico. Incluso siguiendo una dieta cetogénica, si estás en superávit calórico crónico, podrías generar este problema metabólico.

- Cuando no comes, **la insulina disminuye y aumenta el glucagón**. Por lo tanto, favorece el proceso contrario: degradación del glucógeno, quema de grasa y descenso de la síntesis de proteínas. Si se mantiene un déficit energético moderado y sostenible en el tiempo, esto es lo que hará que adelgaces.

- La **glucemia de la sangre no solo depende de los carbohidratos que comes, sino también de los que fabricas,** tanto de los que tienes almacenados como glucógeno como de los que creas *de novo* por la gluconeogénesis. Este proceso está mediado por el glucagón, que hace la función contraria a la insulina; también se produce en el páncreas.

- A medida que alargas el ayuno, la glucemia en sangre se mantiene gracias a la gluconeogénesis y aumenta la cetogénesis para nutrir el cerebro y ahorrar proteína muscular.

- Cuando la insulina disminuye y estás en una situación de baja ingesta de hidratos de carbono, el cuerpo activa la generación de cuerpos cetónicos. La insulina bloquea su producción.

2

¿Qué es la diabetes?

«Doctor, me han sacado que tengo el azúcar alto». Esta es una de las frases que más oigo en consulta. Cuando los pacientes se refieren a «tener azúcar», quieren decir que les han diagnosticado diabetes. Como ya sabes, el azúcar es la suma de glucosa y fructosa, pero lo que en última instancia se eleva en sangre es la glucosa. Cuando está lo suficientemente alta durante bastante tiempo, acabas por desarrollar diabetes.

La diabetes es, por lo tanto, una de las enfermedades más desconocidas. Y no es porque sea poco frecuente: en España, una de cada diez personas o más la padece. Si contáramos a las que no están diagnosticadas, su número aumentaría.

A pesar de ser tan habitual, muy pocas personas saben por qué la tienen. Muchos piensan que es porque comen azúcar u otros carbohidratos. Pero ya sabes que no es así, dado que la glucosa en sangre depende tanto de lo que comes como de la que produces en el hígado.

Los pacientes con diabetes, sobre todo los de tipo 2, viven en una nube de desconocimiento profundo sobre las causas que la provocan. Es como si tuvieran delante una caja negra con un agujero de entrada y uno de salida, pero no supieran cómo funciona lo de dentro. Piensan que lo que entra es lo mismo que lo que sale. Por eso pueden llegar a inventarse las teorías más variopintas sobre por qué sube la glucosa. «Yo como sin grasas y no sé por qué me sube»; «Yo como sin azúcar y no me baja ni a tiros»; «Me mato a andar; no sé por qué la tengo alta».

¿Te suena? Lo entiendo. La diabetes es una enfermedad difícil de comprender, pero se define de una forma muy sencilla: tener la glucosa en sangre por encima de los valores normales, ni más, ni menos.

Veamos cuáles son esos valores normales y cuáles determinan un diagnóstico de diabetes:

- **Glucosa normal:** Entre 70 y 99 mg/dl en ayunas o inferior a 140 mg/dl dos horas después de comer. Recuerda que, si no tienes diabetes, puedes considerar valores de glucosa normales hasta 45-50 mg/dl.

- **Prediabetes:** Glucemia basal alterada, entre 100 y 125 mg/dl en ayunas en dos determinaciones en días diferentes; intolerancia a los carbohidratos tras una sobrecarga oral de glucosa con 75 g y tener valores entre 140-199 mg/dl en sangre a las dos horas; o una hemoglobina glicosilada de entre un 5,7 y un 6,4 %.

- **Diabetes:** Glucemia basal en ayunas mayor o igual a 126 mg/dl en dos determinaciones en días diferentes, o valores superiores a 200 mg/dl dos horas después de la sobrecarga oral de glucosa con 75 g; un valor de glucemia al azar mayor a 200 mg/dl con la presencia de los síntomas cardinales que ahora veremos; o una hemoglobina glicosilada igual o superior al 6,5 %.

El porcentaje de hemoglobina glicosilada (HbA1c) indica cuánta está glicada, es decir, de cada cien unidades, cuántas tienen glucosa pegada como un chicle. Eso es lo que mide el médico en la analítica de cada tres o seis meses. Por lo general, cuanto más alta esté, peor. Se considera que por debajo del 7 % la diabetes está controlada, aunque este argumento solo lo compro en la tipo 1, no en la tipo 2. Luego te explicaré por qué.

Algunas personas empiezan una dieta cetogénica porque

quieren «evitar la glicación». Sabiendo que la hemoglobina glicosilada ya está como tal «glicada», es absurdo querer evitar la glicación. ¡Se da por el mero hecho de vivir! Es igual que querer evitar generar radicales libres si se producen por el simple hecho de respirar. No caigas en este engaño. El metabolismo no funciona con un botón de ON/OFF.

Antes de entrar en materia, conviene dejar claras dos cosas:

1. **Hay varios tipos de diabetes.** En este libro me centraré en las dos más frecuentes (tipo 1 y tipo 2), pero veamos aquí a modo de resumen todos los tipos que existen:

   - **Tipo 2.** Es la más común. Suele darse en adultos, por eso antes se llamaba «diabetes del adulto». Es común que se dé en personas con sobrepeso u obesidad, aunque eso no significa que no pueda aparecer en gente delgada, como luego veremos. No se debe a la genética, a pesar de que haya muchos familiares de primer grado afectados.

   - **Tipo 1.** Es la segunda en frecuencia. Puede darse a todas las edades, aunque su debut es más común en niños y adolescentes —por eso antes se conocía como «diabetes de la infancia»—, y suele ser más brusco que en la tipo 2. No tiene por qué estar asociada al sobrepeso o la obesidad, a pesar de que su presencia se incrementa en estos pacientes. Es decir, cada vez hay más personas con diabetes tipo 1 y sobrepeso. La genética influye en su aparición, pero no hay un gen que la determine.

   - **Tipo MODY (*maturity onset diabetes of the young*).** Se produce por la herencia de unos genes específicos. Se hereda (los otros tipos de diabetes, no).

- **Tipo 3c o pancreatopriva.** Se produce por un daño previo en el páncreas (cirugía, pancreatitis crónica, cáncer de páncreas, etc.).

- **Postrasplante.** Se da en pacientes que han recibido un trasplante y toman fármacos que los inmunodeprimen y les suben la glucosa.

- **Esteroidea.** Se da en pacientes que consumen corticoides de forma crónica. Es similar a una diabetes tipo 2.

- **Gestacional.** Se da en embarazadas que normalmente presentaban sobrepeso u obesidad antes de la gestación.

- **Por endocrinopatías.** Son raras. Se dan en el contexto de alteraciones hormonales que suben la glucosa (por ejemplo, una subida de cortisol por el síndrome de Cushing).

- **Asociada a la fibrosis quística.** Es un tipo especial dentro de una enfermedad muy compleja: la fibrosis quística. No es materia de este libro, pero quiero que sepas que existe.

Si quieres profundizar en estos tipos de diabetes, te invito a ver los vídeos de mi canal de YouTube. Si pones en el buscador «doctor Víctor Bravo», me encontrarás sin problema.

2. A pesar de que tener diabetes se asocia al sobrepeso, **no todas las personas con diabetes son gruesas**, aunque es un factor que puede provocarla. Por supuesto, hay personas con diabetes sin sobrepeso, pero lo frecuente es lo contrario: tener sobrepeso u obesidad y, a partir de ahí, desarrollar la diabetes.

- Si existe diabetes tipo 2, aunque no haya obesidad visible, **el problema está en el almacenamiento patológico de grasa en los órganos y la falta de masa muscular.** Es una condición patológica. A este tipo de personas se las conoce en inglés como *skinny fats*: delgadas pero metabólicamente obesas. En español el concepto más parecido es «fofisano». Aunque no es exactamente lo mismo, ambos fenotipos son igualmente patológicos: mucha más grasa corporal que masa muscular. La diferencia está en que el fofisano suele tener un marcado acúmulo de grasa abdominal (barriguita cervecera), mientras que el *skinny fat* puede parecer que está consumido y en los huesos.

- Si existe diabetes tipo 1, puede que el metabolismo funcione de perlas con la insulina que se inyecta de forma exógena, pero, si no se maneja bien la insulina o existen malos hábitos, quizá termine teniendo sobrepeso u obesidad sin darse cuenta. De esta manera, se acaba con diabetes tipo 1 en el cuerpo de una diabetes tipo 2, lo que se conoce popularmente como **tipo 1,5**.

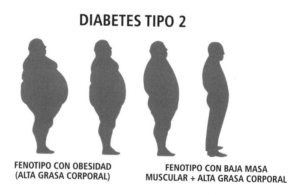

Figura 5. Diferentes tipos de almacenamiento patológico de grasa representados en diferentes composiciones corporales. Fuente: elaboración propia.

Una vez matizados estos dos puntos, vamos a ver los dos principales tipos de diabetes y a resolver las dudas más frecuentes que me encuentro al respecto.

DIABETES TIPO 1

Es una enfermedad autoinmune, es decir, el cuerpo produce una serie de anticuerpos que atacan a las células beta del páncreas, encargadas de producir insulina. Esto obliga al paciente a inyectarse insulina rápida antes de las comidas e insulina basal (lenta) una vez al día, o bien a llevar una bomba que le suministra insulina durante toda la jornada.

¿Es verdad que la diabetes tipo 1 se da en los niños y la tipo 2 en los adultos?

No es cierto. Lo más frecuente es que la tipo 1 se dé en personas jóvenes, pero eso no quiere decir que no pueda aparecer en adultos mayores. De hecho, cada vez son más frecuentes los casos de diabetes tipo 1 entre personas de más edad.

¿Cómo puedo saber si mi diabetes es tipo 1?

Se puede saber de dos maneras: con una analítica de sangre y por los síntomas que presenta el paciente. Las dos vías son claves para llegar al diagnóstico.

- **Por analítica:** Imprescindible medir la glucosa, la hemoglobina glicosilada, el péptido C y los anticuerpos contra el páncreas.

- **Por síntomas:** Si no se siente nada, quizá se trate de una diabetes tipo 2. Si hay síntomas, puede ser de tipo 1. Sin embargo, también puede darse el caso de una tipo 2 con síntomas y no notar nada en una tipo 1.

¿Qué síntomas se pueden experimentar en la diabetes tipo 1?

La tipo 1 se produce cuando el páncreas no genera insulina. Esta hormona, entre sus muchas funciones, hace que la glucosa entre en las células. Cuando sube más de la cuenta en sangre, se vuelve tóxica. El organismo trata de salvar la vida, así que quiere eliminarla, y la forma más fácil es por la orina. Pero, claro, esto tiene un problema: la glucosa no puede eliminarse por la orina sin agua, con lo que el paciente se deshidrata muchísimo. Por eso no puede parar de beber agua, hasta diez o quince litros al día. Ya tienes dos síntomas: orinar mucho (poliuria) y beber mucho (polidipsia). Como la glucosa no puede entrar en las células y quemarse para producir energía, el cuerpo debe obtenerla de la grasa. Cuando alguien debuta con diabetes tipo 1, pierde muchísimo peso (entre cinco y quince kilos en un mes de forma no intencionada) porque tienen que quemar toda la grasa para producir energía y no morir.

Como pierde tanto peso, tiene mucha hambre y se come hasta las piedras. Ahí están los otros dos síntomas de la diabetes: la pérdida de peso y la polifagia (comer mucho).

En el caso extremo, cuando se debuta con diabetes tipo 1, se puede llegar a un estado de cetoacidosis diabética. En el capítulo 1 hablé de la cetogénesis y vimos que este estado se deriva de quemar grasa (solo que en este caso se hace a lo bruto) y de no tener nada de insulina que le ponga freno. Los cuerpos cetónicos son un combustible muy bueno para el cerebro, pero, cuando ese combustible sube por encima de unos rangos determinados, modifica la composición química de la sangre.

Y lo hace hasta el punto de que la persona en cuestión puede entrar en coma y morir. Este es el mayor peligro de un debut de diabetes tipo 1; por suerte, rara vez ocurre.

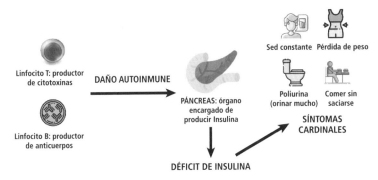

Figura 6. Mecanismo de generación de diabetes tipo 1. Fuente: elaboración propia.

¿Se puede no notar nada cuando se diagnostica la diabetes tipo 1?

Sí, pero depende de cuándo se diagnostique. Si aún no se ha perdido toda la función del páncreas, solo se necesita la analítica.

¿SE PUEDE REVERTIR LA DIABETES TIPO 1?

No, al menos hoy no. La que se puede revertir es la tipo 2. Por eso me parece grotesco dar como aceptable un buen control de un 7 % a algo que en muchos casos es reversible. Es una enfermedad que se puede evitar si se mantienen unos buenos hábitos. A ningún cirujano se le pasaría por la cabeza operar un tumor y dejar un resto dentro, ¿verdad? Pues lo mismo pasa con la diabetes tipo 2. Preferimos parchearnos con pastillas a curarnos. Por eso, ante una enfermedad incurable como la tipo 1 es aceptable establecer esos controles, pero para la tipo 2 es jugar con fuego. Aunque se llamen igual, son enfermedades diferentes con mecanismos de subida de la glucosa distintos.

¿SE PUEDE REVERTIR LA DIABETES TIPO 2 O ES PARA TODA LA VIDA?

Depende de los años de evolución, de la funcionalidad del páncreas (reserva de insulina), de que se controle con más o menos pastillas, de que necesite insulina, etc., pero, en líneas generales, si las cosas se hacen bien y no está muy avanzada, en uno o dos años podría revertirse del todo.[1] En cualquier caso, la tipo 2 no tiene nada que ver con la tipo 1. El término «diabetes» procede de una palabra griega que significa «pasada a través de», en referencia al agua que pasaba a través de los riñones de las personas que tenían diabetes en aquella época (sí, la diagnosticaban probando la orina del paciente). Comprenderás por qué la diabetes tipo 2 sí se puede revertir en cuanto profundicemos en sus causas.

DIABETES TIPO 2

Recuerdo el caso de Soledad, una mujer que comenzó a trabajar conmigo en mi programa, la Academia de Diabetes Online. Cuando empezamos, su situación era límite: a primeros de año la habían ingresado por una enfermedad pulmonar obstructiva crónica (EPOC) descompensada. Llegó al hospital en parada cardiorrespiratoria. Al salir, se quedó enganchada dieciséis horas al día a una máquina de oxígeno. No podía salir a la calle a pasear, como había hecho siempre, ni mucho menos cargar las bolsas de la compra hasta casa. Su vida se iba limitando progresivamente. Con lo alegre y social que era, veía que cada vez lo tenía más chungo en ese aspecto. Y acababa de entrar en la sesentena.

No podía seguir así. La glucosa y el peso estaban descontrolados, y la cosa no pintaba bien. Tenía que haber una solución que no fuese la de siempre: comer poco y andar mucho. Y la hubo, vaya si la hubo.

Puedes ver la entrevista que le hicimos en mi canal de YouTube, pero la frase que más me impactó fue: «Yo antes sobrevivía, ahora vivo». ¿Cómo lo consiguió? Pues aplicando el método que vas a aprender en este libro. Descubrió cómo perder peso y controlar la diabetes sin tener que hacer dietas ni matarse a caminar. Pero, para conseguirlo, primero debes entender por qué tienes diabetes tipo 2.

La diabetes tipo 2 no se produce porque te falte insulina, como en la tipo 1, sino porque la que se produce funciona mal. La tipo 2 es la estación final de una resistencia a la insulina llevada al extremo, lo cual hace que, poco a poco, vaya subiendo la glucosa en sangre de manera que la persona ni lo nota.

¿Qué significa tener resistencia a la insulina?

Te lo voy a explicar con una de mis metáforas favoritas: la empresa de limpieza. Imagínate que tu páncreas es una empresa que se encarga de barrer la glucosa que sobra de las carreteras de tu ciudad (arterias). En condiciones normales, el páncreas usa excavadoras (insulina) para recoger la glucosa de forma eficiente: dan paladas para retirar de la sangre toda la glucosa que está dando vueltas por ahí y meterla en las células, que es donde tiene que estar. A diario, estas excavadoras patrullan por la sangre y van extrayendo la cantidad de glucosa justa y necesaria para cada célula de tu cuerpo, dejando en la sangre la que necesitas para tenerla a unos niveles correctos. Es como si tratase de barrer el exceso de glucosa y lo echara en un cubo de basura para reciclarlo y que no moleste.

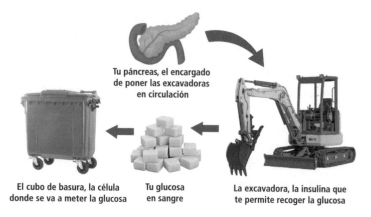

Figura 7. Mecanismo de acción de la insulina. Fuente: elaboración propia.

Esto es lo que sucede en una situación normal. Cuando hay resistencia a la insulina, la misma expresión lo dice: «resistencia». Es como si el cubo de basura se resistiera a que le metiesen más glucosa dentro porque está hasta los topes. Estas son principalmente las células del hígado y del músculo que hemos visto antes, que almacenan la glucosa en forma de glucógeno. Por lo tanto, como la glucosa no cabe, tiende a mantenerse en la sangre más elevada de lo normal. Esto genera una respuesta por parte del páncreas (la empresa de limpieza), que no puede permitir que la ciudad esté sucia, así que tiene que conseguir que la glucosa entre en los cubos de basura sí o sí. Para eso, empieza a producir más insulina, es decir, manda más excavadoras a meter glucosa en los cubos de basura.

Ahora podrías preguntarte: «¿Por qué el páncreas envía más excavadoras? ¿No es más inteligente vaciar los cubos con mayor frecuencia? ¿No es más lógico no ensuciar tanto la ciudad, de manera que el páncreas no tenga que mandar a todo su arsenal de trabajadores, con el desgaste que eso conlleva?». Pues sí, sería lo más inteligente, pero el páncreas no entiende de estrategias empresariales o de educar al ciudadano. El páncreas solo sabe meter la glucosa en su sitio, es decir, en las células, sea como sea y haya la que haya. Su obsesión es barrer la glucosa a cualquier precio, y si hace falta meterla a presión en los cubos de basura, lo hará.

A corto plazo, tenemos que reconocer que esta estrategia funciona. Es como cuando conducimos en reserva: recorreremos algunos kilómetros para salir del paso, pero llegará un punto en que el depósito se gastará. En ese momento, el coche se parará en mitad de la autovía. Que la reserva de insulina dure más o menos depende del órgano mágico del que hemos hablado antes: el páncreas.

Espero que no hayas llegado a la conclusión errónea de que el páncreas es un jefe déspota y tirano al que no le importa hacer sufrir a sus empleados cargándolos de horas y pagándoles menos. No, no es así. Es más bien un jefe estresado, ya sabes, el típico que, cuando se acerca la fecha tope para entregar un proyecto, empieza a presionar a sus empleados. Pero no lo hace porque sea mala persona, sino para evitar una catástrofe que llegaría a ser inevitable: el daño inducido en las carreteras por tener la glucosa alta de forma permanente o crónica.

Como buen jefe estresado, no tiene tiempo de pararse a pensar, sentarse en su mesa de jefazo y decir: «A ver, no es que tenga que enviar más excavadoras, sino que debemos dejar de trabajar con tanta glucosa. Además, esta tendría que ser capaz de entrar en su sitio sin tanto coste extra».

Sin embargo, como el páncreas no tiene esa capacidad de razonamiento, de tanto trabajar y estresarse, llega un día en que se toma la baja. Cuando falta algunas semanas al trabajo, no hay jefe que ordene a los empleados, y la fábrica entra en el caos más absoluto. Los empleados, sin jefe que les mande ni les pague, empiezan a vaguear y dejan de buscar la solución al problema.

Y como nadie arregla el desaguisado, poco a poco empeora. Por eso los problemas derivados de la resistencia a la insulina son a largo plazo. Durante mucho tiempo, ha habido empleados que han trabajado mucho y mal, lo que les provoca el síndrome de *burnout* y hace que, al final, dejen de trabajar.

Pero esta situación puede llevar gestándose diez o veinte años: desde que el jefe se va estresando (prediabetes) hasta que se toma la incapacidad permanente (diabetes tipo 2).

Como el páncreas es un jefe estresado, tenemos dos opciones: o aprende hábitos para desestresarse o lo drogamos para que no se entere de lo que pasa. Los fármacos antidiabéticos son como el Trankimazin del páncreas: hacen que aguante un poco más para no ver la realidad y que no se abrume, pero a la larga no son la solución.

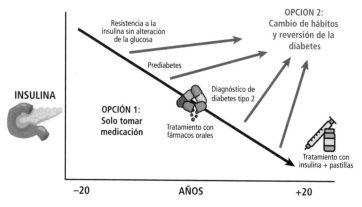

Figura 8. Evolución en el tiempo de la diabetes tipo 2. A medida que pasan los años, el páncreas va perdiendo su reserva de insulina. La buena noticia es que en cada estadio, si hay un cambio de hábitos, se puede volver al estado original en un alto porcentaje de casos. Fuente: elaboración propia.

Por suerte, esta situación puede revertirse, si no del todo, sí parcialmente. En el caso de Soledad, por ejemplo, la reversión de la diabetes fue total porque pillamos el problema a tiempo. De hecho, según indican los estudios, parece que el tiempo de evolución de la diabetes es el factor que condiciona la probabilidad de revertirla. Es decir, cuanto más dejemos que dure la resistencia a la insulina, más costará revertir la diabetes tipo 2.

A esta paciente aún le funcionaba el páncreas; estaba medio muerto, pero respondía. La clave era hacerlo trabajar con menos estrés, y quitar esa tensión pasa por vaciar los cubos de basura, es decir, los causantes de que la insulina se eleve en exceso. Las únicas herramientas que permiten vaciarlos son el ejercicio y la actividad física, como luego veremos y analizaremos. De hecho, estos hábitos, si se hacen bien, son más poderosos que la medicación para reducir los niveles de glucosa.[2,3]

Pero antes de saber más sobre estos hábitos y ver qué funciona y qué no, debemos responder a una importante pregunta: ¿cuál es el origen de que las calles de la ciudad se ensucien con ese exceso de azúcar? Hemos visto que, ante esa situación, nos cargamos el páncreas. ¿Qué nos lleva a petar las carreteras y los cubos de basura de glucosa? A eso tengo que dedicarle otro capítulo, y te lo explicaré con la metáfora de la ciudad en ruinas.

3

Resistencia a la insulina, una ciudad en ruinas

Me gusta comparar la resistencia a la insulina con una ciudad en ruinas porque, al final, esto no solo va de que la insulina no pueda meter glucosa en las células. Es un problema primario que, a su vez, puede generar una complicación en todo el cuerpo, es decir, en la ciudad. Padecer diabetes no es tener la glucosa un poquito alta y ya. Puede conllevar serias consecuencias para el organismo, así que lo mejor es ponerle remedio cuanto antes.

Para que comprendas el origen de la diabetes tipo 2 y veas por qué llegamos a tener esos cubos repletos de glucosa y generamos un exceso en la sangre, quiero que te imagines que eres una molécula de glucosa y que te quieres desplazar de una punta de la ciudad a la otra. Nada más subir al metro, un tío te cruza la cara y te saca del vagón. Imagínate que lo vuelves a intentar: pasa el siguiente metro, intentas subir de nuevo y aparece otro notas que te zurra. Además, después de pegarte, te dice: «Vete a otro tren, payaso, que este está lleno».

Eso es lo que le pasa a tu glucosa (tú) cuando intenta entrar en las células (vagón del metro), pero «las otras glucosas» (los pasajeros) no se lo permiten porque está hasta los topes. Entonces la glucosa tiene que buscarse la vida e intentar llegar a su destino de otra forma.

Como no puede entrar en la célula, la glucosa se queda dando vueltas por la sangre como una loca y por eso va aumentando su cantidad hasta que terminas con diabetes. Pero la cosa no acaba aquí: que se quede dando vueltas no es buen asunto, pero te voy a seguir contando la película para que lo veas más claro.

Imagina que ese día tienes una cita importante. Ya sabes que el metro, el medio de transporte natural en tu caso, no está disponible, así que tienes que buscar una alternativa para llegar a tu destino. ¿Cómo lo harías? Quizá tomarías el autobús, o bien un taxi. Veamos estos casos.

Sales del metro e intentas subir al primer autobús que te encuentras. Pero pasa lo mismo: va hasta los topes y no puede recogerte. ¿Qué harías? Seguramente, probarías con los taxis. Genial, vas a la parada a ver si te lleva alguno. Sorpresa, el taxista te dice que este verano hay afluencia de guiris borrachos. El tráfico está imposible, y además la están liando parda por la ciudad. Entonces decides ir en coche. Intentarás llegar a tu destino por lo civil o por lo criminal.

Imagina que sales del garaje y que pretendes incorporarte a la autovía, pero resulta que la ciudad tiene todas las calles bloqueadas por un tráfico de esos que te ponen de mala hostia. Llevas dos horas parado, la gente se impacienta y empieza a calentarse. Salen de los coches en mitad de la carretera. Están cabreados. Tienen la cara roja. Algunos llevan palos, y otros, llaves inglesas, así que sabes que la cosa se va a poner fea.

Como no puedes conducir, te propones llegar a tu destino andando por la autovía. Nada te lo impedirá; recurrirás a la violencia si es necesario. Conforme avanzas con la multitud, ves que una fila de policías antidisturbios armados hasta las cejas pretenden impediros el paso: llevan fusiles AK-47, bombas de gas lacrimógeno, chalecos antibalas, y tienen cara de pocos amigos. Es el sistema inmunitario, que trata de detener la avalancha. Te unirás a la multitud e irás a patearles el culo.

Estalla la guerra: la muchedumbre encolerizada contra los antidisturbios. Salen tanques por todas partes, vuelan avionetas que lanzan proyectiles desde el cielo, no dudan en disparar morteros, bombas de humo y balas, reparten puñetazos, queman contenedores… Violencia en estado puro.

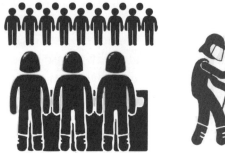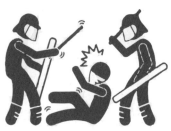

La policía antidisturbios es tu sistema inmunitario intentando defender la ciudad de la multitud (las glucosas), que la está liando parda.

Figura 9. Daño del sistema inmunitario (antidisturbios) a las arterias (vasos sanguíneos) mediante la inflamación crónica. Fuente: elaboración propia.

Te estarás preguntando: «¿Y quién gana?». ¿Y qué más da? Eso no es lo importante. Al final, la diabetes progresa porque la pelea es continua. La inflamación que se genera de forma crónica impide que la glucosa entre en las células (lo que se conoce como «inflamación crónica de bajo grado»), y eso genera más resistencia a la insulina y, por lo tanto, más diabetes. Esto impide que las excavadoras de las que hablábamos antes hagan bien su función porque las carreteras están colapsadas. Por lo tanto, no llegan a los contenedores para meter la glucosa en su interior.

Piensa: ¿cómo se queda la carretera después de la pelea? Por resumirlo, muy jodida. Pues ahora imagínate cómo están las vías cuando la pelea está activa las veinticuatro horas los siete días de la semana. Esas carreteras son las arterias, y así se quedan los vasos sanguíneos cuando tienes la glucosa alta todo el tiempo. Es lo que se conoce como «glucotoxicidad». En concreto, lo que más se daña es la parte interna de las arterias, el endotelio, que sería como el quitamiedos.

Cuanta más gente haya en la carretera durante mucho tiempo y menos personas puedan entrar en el metro, como he comentado al principio, más alta estará la glucosa y la hemoglobina glicosilada. La hemoglobina no es más que una proteína que está los glóbulos rojos —los coches de la carretera— que influye en el transporte de oxígeno a la sangre. Si la glucosa está muy alta, se pega a la hemoglobina y forma lo que se conoce como «hemoglobina glicosilada». Cuando supera un límite, se asocia a un aumento de complicaciones en la diabetes. Por lo tanto, estas se deben a que se dañan todas las carreteras (arterias) del cuerpo.

De hecho, se pueden clasificar en función del tamaño del vaso sanguíneo afectado, según si es grande o pequeño. Por eso diferenciamos entre complicaciones macrovasculares (vaso grande) y microvasculares (vaso pequeño).

COMPLICACIONES MACROVASCULARES

- Si se dañan las arterias del corazón, enfermedad coronaria.
- Si se dañan las arterias cerebrales, enfermedad cerebrovascular (aumento del riesgo de ictus).
- Si se dañan las arterias de las piernas, enfermedad vascular periférica. Se complica con el pie diabético cuando no le llega suficiente sangre. Si al final no llega, el pie se necrosa y termina en amputación.

COMPLICACIONES MICROVASCULARES

- Si se dañan las arterias renales, nefropatía diabética.
- Si se dañan las arterias de la retina, retinopatía diabética.
- Si se dañan las arterias que irrigan los nervios, neuropatía diabética.
- Si se dañan las arterias de los genitales, disfunción eréctil.

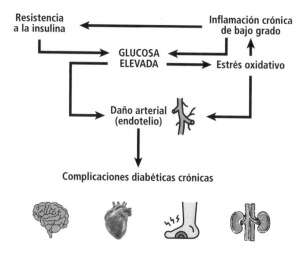

Figura 10. Generación de las complicaciones crónicas de la diabetes. Fuente: elaboración propia.

Ahora que ya sabes qué es la diabetes y cuáles son los problemas derivados más frecuentes, falta averiguar por qué tienes los vagones/contenedores llenos de glucosa. ¿Qué te ha llevado, en última instancia, a esta resistencia a la insulina? ¿Qué es lo que, en definitiva, ha desencadenado la guerra entre el sistema inmunitario y la glucosa? Ese es el siguiente paso que vamos a dar.

LAS METÁSTASIS DE GRASA

Cuando te hablaba de los vagones y los contenedores en la metáfora anterior, en realidad me refería a las células del hígado y el músculo, sí, esas donde se almacena la glucosa en forma de glucógeno, como ya has visto. El glucógeno es la forma en que guardamos la glucosa en las células para utilizarla cuando es necesario. Si estas células del hígado y el músculo se llenan, no permiten que se acumule más glucosa porque, en caso contrario, reventarán. Dada la situación, la glucosa tiene que idear alguna estrategia para almacenarse en otro sitio.

Al final, esta guerra entre el sistema inmunitario y la glucosa alta es la última fase del problema. Al inicio, esta dificultad se va resolviendo con relativa fluidez, pero es como barrer y ocultar la suciedad bajo la alfombra: tarde o temprano, aunque parezca que el suelo está limpio, se descubrirá el pastel. Al principio los vagones del metro van dejando entrar a la gente, pero, conforme pasa el tiempo y se llenan, cada vez caben menos personas. Entonces, para intentar quitar de en medio tanta glucosa, el cuerpo —en concreto, el hígado— trata de convertirla en grasa para que se almacene en otro sitio, y, por así decirlo, que no dé por saco. ¿Recuerdas cuando te he hablado de la lipogénesis *de novo*? Si hay un exceso de glucosa, se convertirá en grasa por las vías metabólicas que ya hemos visto. Como, además, todo esto se añade a un exceso de energía procedente de la alimentación, con el paso de los años la persona va ganando grasa sin apenas darse cuenta.

Cuando se almacena grasa en exceso, llega un punto en que no cabe en las lorzas o los michelines, así que tiene que ocupar otros territorios. Sí, correcto, los órganos. Es la conocida como «grasa visceral», la más peligrosa a nivel metabólico porque termina condicionando la aparición de diabetes. En este caso, la de tipo 2.

Lo entenderás mejor con un ejemplo: imagina que tienes un armario en el que guardas la ropa. Hay camisetas, camisas, pantalones, calcetines…, todas las prendas que necesitas. Funcionará siempre y cuando haya orden y equilibrio: metes un pantalón, sacas una camisa; metes unos zapatos, sacas unos calzoncillos… Mientras el equilibrio se mantenga, todo irá bien. Imagina que metes más ropa de la que el armario puede guardar y, al final, el mueble explota. La ropa se desperdiga por toda la casa: se acumula en la silla, la mesa, la cama, el salón, la cocina, etc. Vaya, que todo queda hecho un desastre. Como ya no tienes armario, deberás buscarle un hueco a la ropa… ¿Quizá el cuarto de invitados? Ahí está el error: la grasa (ropa) empieza a colonizar otros órganos (habitaciones). El cuarto de invitados sería, por ejemplo, el hígado. Por eso, en un alto porcentaje, los pacientes con diabetes tipo 2 padecen de hígado graso.

Además comienzas a guardarla en otros sitios, como el músculo (lo que genera mioesteatosis), el corazón u otros órganos (páncreas, ovarios, riñones…). Es como cuando hablamos del cáncer y la metástasis. La grasa tiene la capacidad de metas-

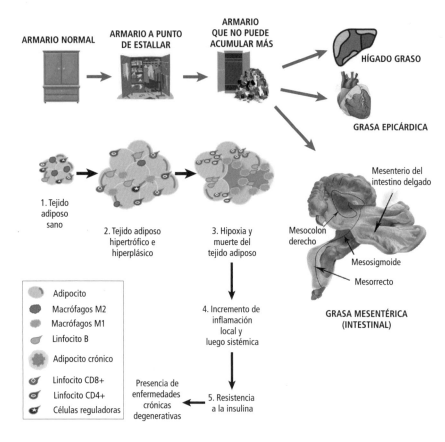

Figura 11. Mecanismo de lipotoxicidad y generación de resistencia a la insulina. Fuente: elaboración propia a partir de Rodríguez-López et al., 2017.[1]

tatizar otros órganos. Sin embargo, parece que la metástasis del cáncer nos da más miedo que la de grasa, pero es igual de peligrosa: una mata a corto plazo, y la otra, a largo.

> **Nota:** Cuando en el capítulo anterior he dicho que la diabetes tipo 2 se daba también en pacientes delgados (*skinny fats*), la hipótesis fundamental es que, en este tipo de personas, el armario es más pequeño que en el caso de los pacientes con obesidad. Por lo tanto, si tienen menos capacidad de acumulación de grasa porque el armario es pequeñito, se acumula grasa visceral, lo que provoca que la diabetes aparezca antes que en las personas obesas. Si a esto le sumamos una mayor falta de masa muscular y una menor capacidad de almacenar la glucosa en el músculo, con más razón estas personas desarrollarán antes la diabetes, y con peor pronóstico.

En nuestra sociedad, en la que ser sedentario y sobrealimentarse está a la orden del día, es muy fácil formar mucha grasa en el cuerpo. Este contexto de exceso de energía (calorías) hace que acabes teniendo sobrepeso u obesidad. Por lo general, la grasa se acumula en el tejido graso, es decir, en las lorzas, las mollas, el flotador o las cartucheras. La grasa que está bajo la piel, llamada «subcutánea», es la forma normal de almacenarla.

Esta grasa subcutánea no es mala, al revés, es buenísima. El tejido de reserva sirve para sobrevivir cuando hay escasez de alimentos, y produce una serie de hormonas que ayudan a mantener la sensibilidad a la insulina, como la adiponectina. De este tejido sacas la energía para subsistir, y eso es genial porque permite que sobrevivas a pesar de estar muchísimo tiempo sin comer, como pude comprobar yo mismo.

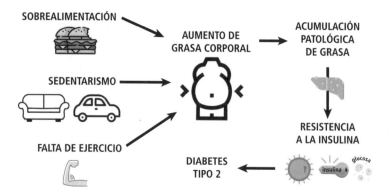

Figura 12. Causas de la diabetes tipo 2. Fuente: elaboración propia.

Lo que debemos entender con este ejemplo es que la grasa no es mala: es un tejido de reserva que sirve para sobrevivir y mantener activas las funciones metabólicas básicas. Los osos, cuando hibernan, viven de la grasa acumulada, así que no es mala. Lo malo es su exceso, la metástasis de grasa que coloniza otros órganos. Eso es lo que termina llevando a la resistencia a la insulina y a la diabetes tipo 2. La grasa acumulada de forma patológica en los órganos (sobre todo en el hígado y los músculos) fastidia todo el sistema de equilibrio de la glucosa.

Hígado graso, el primo hermano de la diabetes

El hígado es el órgano cómplice en el desarrollo de la diabetes tipo 2 y, en este contexto, un potenciador del daño tóxico de la glucosa en las arterias. El hígado ve dañada su función con el exceso de grasa y, por lo tanto, intenta defenderse. Si llegas a este punto, tendrás lo que se conoce como «hígado graso» o con el término médico «esteatosis hepática».

Esa grasa acumulada es la que impide que el hígado capte bien la glucosa e intente defenderse del exceso. Por así decirlo, se convierte en un factor problemático en la diabetes tipo 2, como si fuera un cañón lanzador de bolas de grasa a la sangre, ya que intenta librarse de toda la que le sobra. Estas bolas son las partículas de VLDL que has visto en el capítulo 1, las que transportan triglicéridos y al final se convierten en colesterol LDL a medida que se desprenden de ellos.

Por eso es muy típico que en las analíticas de los pacientes con diabetes tipo 2 salgan el colesterol LDL y los triglicéridos elevados, pues el hígado está lanzando el exceso de grasa a la sangre. Pero cuidado, no lo hace porque quiera fastidiar, sino por supervivencia. El exceso de grasa es un factor tóxico para el hígado, dado que esa grasa lo inflama hasta provocar lo que se conoce como «esteatohepatitis». Esta inflamación no duele, no molesta y, desde luego, no se siente, pero no significa que no pueda dar problemas. De hecho, es capaz de degenerar en cirrosis hepática y, en última instancia, provocar cáncer de hígado (hepatocarcinoma).

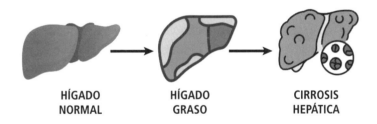

Figura 13. Evolución patológica del hígado. Fuente: elaboración propia.

> **Nota:** Tendemos a asociar la cirrosis con el consumo crónico de alcohol, y es cierto, puede causar cirrosis, pero la infección por algunos virus también puede provocarla (por ejemplo, el de la hepatitis C). Al final da igual la causa. A la cirrosis siempre se llega por el mismo mecanismo: la inflamación crónica del hígado.

Volviendo a la ciudad en ruinas que hemos esbozado antes, el hígado también estaría implicado en la guerra. Las bolas de grasa que va soltando en ocasiones acertarán en el pecho a los civiles, pero otras veces pegarán contra el quitamiedos de la carretera (endotelio). Eso termina dañándolo y generando las clásicas placas de colesterol en las arterias (placas de ateroma o ateromatosas).

En este instante, las placas tienen dos opciones: o se estabilizan (estables) o, en un momento dado, se pueden despegar (inestables). Cuando se despegan, se forma un trombo (un coágulo de sangre) que obstruye la circulación y termina produciendo infartos en el órgano al que transporte la sangre esa carretera. Si se da en las carreteras del corazón, se producirá un infarto de miocardio. Si se produce en las del cerebro, conducirá al ictus isquémico. Si aparece en las de las piernas, llevará a la claudicación intermitente y, en última instancia, al pie diabético, con la posible futura amputación del miembro.

Por otra parte, el hígado no es solo un factor agravante del riesgo cardiovascular de la diabetes, sino que también provoca que empeore. Como ya sabes, la glucosa de la sangre no solo depende de lo que comes, sino también de la que produces en ese hígado maltrecho. La grasa del interior del hígado le hace estar como en un estudio de música. Los cantantes, cuando graban un disco, lo hacen en una cámara insonorizada para que el ruido de fuera no interfiera con las canciones. Pues al hígado le pasa lo mismo: la grasa actúa como aislante del ruido que hay fuera y, por lo tanto, no se entera de que la glucosa ya está alta. Entonces, como buen órgano que es, y tratando de salvar una hipoglucemia inexistente, produce glucosa sin tener en cuenta la que ya hay. ¿Por qué? Pues porque como la glucosa no puede entrar en el vagón, el hígado no sabe cuánta hay en el exterior y, como te quiere salvar el pellejo, asume que la tienes baja y te la sube con la gluconeogénesis.

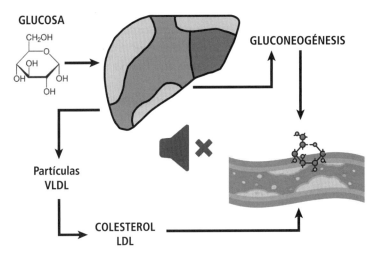

Figura 14. Hígado graso y riesgo cardiovascular. Fuente: elaboración propia.

> **Nota:** Muchas personas, cuando les sale el colesterol alto en la analítica, dejan de comer alimentos ricos en colesterol, como los huevos, y empiezan a consumir productos que lo reducen, como el Danacol o la levadura de arroz rojo. Estas estrategias puedan tener cabida en algunos casos, pero no solucionan el problema de raíz, ya que no revierten el hígado graso. El hígado produce colesterol de forma patológica, y lo seguirá haciendo por mucho que dejes de comer huevo o tomes Danacol. Al igual que evitar los carbohidratos no te garantiza que la glucosa baje, dejar de ingerir alimentos con colesterol no hará que este descienda. El metabolismo es más complejo. Y conseguir valores óptimos de glucosa y colesterol pasa, en gran medida, por revertir el hígado graso.

Por eso, aunque no cenes y salgas a andar, tu hígado seguirá subiéndote la glucosa. **La solución pasa por vaciar el hígado de grasa** para que empiece a enterarse de lo que sucede fuera.

Pero no solo eso, que está genial, sino también aumentar la capacidad de los músculos para captar bien la glucosa y utilizarla. Es decir, **para acabar con la diabetes tipo 2, tenemos que vaciar el hígado de grasa y aumentar la masa muscular al mismo tiempo.** Esto hará que el hígado se entere de qué va la película y que deje de subir la glucosa. Por otro lado, podrás gastar el glucógeno de los músculos y dejar que los ciudadanos suban al vagón del metro.

El músculo, el gran infravalorado

Hasta bien entrado el siglo XXI, la diabetes tipo 2 ha tenido un enfoque glucocéntrico o adipocéntrico. El discurso siempre ha estado ligado a bajar la glucosa y el peso a toda costa, pero nos hemos olvidado de la masa muscular. Por suerte, cada vez se reconoce más el papel del músculo tanto en la generación como en la reversión de la diabetes tipo 2. Y es que gran parte del problema procede de una baja masa muscular con una pobre capacidad para generar fuerza.

El músculo es el principal almacenador de glucosa del organismo. El segundo es el hígado. Por lo tanto, tiene sentido concluir que, si no tienes una masa muscular decente, no podrás almacenar bien la glucosa. Además de acumular grasa en el hígado, en la diabetes tipo 2 se guarda en los músculos, lo que impide que capten bien la glucosa. Es decir, cuando intentas subir al vagón, tanto la glucosa como la grasa almacenadas te empujan fuera. Todo esto, sumado al sedentarismo, hace que los músculos se atrofien. Por eso es tan importante el ejercicio, en especial el de fuerza, como luego veremos, para revertir esta dichosa enfermedad.

De hecho, la gente que suele hacer ejercicio es muy poco probable (por no decir imposible) que desarrolle diabetes tipo 2 en su vida, ya que gasta la glucosa del interior de los músculos. Por lo tanto, no se acumula más de la cuenta, lo que permite que nuevas moléculas de glucosa entren en ellos. Así no se forma ese atasco en los vagones.

Por otra parte, practicar ejercicio y ser físicamente activo permite tener un gasto energético mayor a lo largo del día, lo que impide acumular en exceso la grasa que genera la diabetes tipo 2. Así, el ejercicio y la actividad física son factores preventivos contra esta metástasis de la grasa que origina la enfermedad y genera dos daños principales en el interior de los músculos:

1. Impide que la glucosa se queme bien en las mitocondrias, ya que la grasa en exceso las daña. Esto se conoce como «disfunción mitocondrial».
2. Impide que el receptor de la insulina funcione bien y, así, no llegan a producirse las señalizaciones celulares necesarias que permiten captar la glucosa.

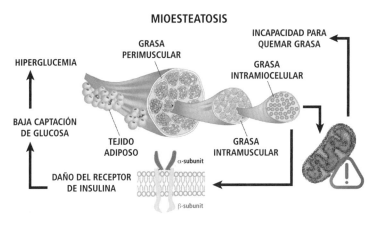

Figura 15. Mioesteatosis y su relación con las mitocondrias. Fuente: elaboración propia.

Disfunción mitocondrial, una auténtica tragedia

Las mitocondrias son los motores del cuerpo, un compartimento que tenemos en el interior de las células que se encarga de producir energía para desarrollar las funciones vitales. La grasa acumulada en los músculos hace que alteren su función y, por lo tanto, la capacidad de producir energía, en especial a partir de la grasa.

Antes de seguir, voy a aclarar estos conceptos: las dos fuentes energéticas principales del cuerpo son la glucosa y la grasa. Cuando estás en una situación de reposo o realizas actividades físicas de baja intensidad, tiendes a quemar grasa para producir energía. Por contra, conforme vas subiendo la intensidad de las actividades, quemas glucosa. Hacer esto correctamente y sin fisuras se conoce como «flexibilidad metabólica», es decir, la capacidad de seleccionar entre glucosa o grasa como fuente energética según lo demande la situación.

Por ejemplo, no es lo mismo correr delante de un tigre que salir a andar por el paseo marítimo. Son actividades de dos intensidades distintas. En el primer caso, el músculo usará las reservas de glucosa acumuladas en el glucógeno para disponer de la energía más rápido y huir del tigre. No puedes permitirte esperar o no saldrás vivo. En cambio, cuando vas de paseo, te lo tomas con calma y puedes caminar durante mucho tiempo porque estás quemando grasa principalmente.

La glucosa tiene una particularidad: cuando se quema, una parte del metabolismo se hace fuera de la mitocondria y otra dentro. La grasa, en cambio, se quema sí o sí dentro de la mitocondria. Por lo tanto, los pacientes con diabetes tipo 2 tienen una sobreproducción de energía a partir de la glucosa, es decir, no queman grasa ni a tiros. Además, como las mitocondrias les funcionan mal, si hacen ejercicio no pueden quemar bien la glucosa por vía mitocondrial, lo cual contribuye a la fatiga muscular (entre otros factores). Es decir, tienen una producción de energía ineficiente.

Eso hace que se cansen más en todas las actividades, lo cual les sucede también a las personas con obesidad aunque no tengan diabetes, porque la causa del problema es la misma. Como la mitocondria está dañada y la grasa no se quema, se perpetúa el problema con más acumulación de grasa y, por lo tanto, una mayor resistencia a la insulina. Es la pescadilla que se muerde la cola. Y sí, es una tragedia, pero tiene solución: el ejercicio, la única herramienta capaz de activar la función de las mitocondrias y de aumentar su número. Por eso las personas que pasan del sedentarismo a hacer ejercicio refieren una subida importante de los niveles de energía. Su metabolismo vuelve a funcionar y pueden quemar más grasa en reposo, lo cual es normal, además de que se fatigan menos tanto al entrenar como con las actividades cotidianas.

Pero hay que dar el primer paso para que suceda este fenómeno y se revierta la diabetes. Debido al cansancio crónico de las personas que padecen diabetes y obesidad, es difícil que empiecen a hacer ejercicio. Primero hay que moverse y luego vendrán los beneficios, no sucede al revés. La gente suele pensar que primero tiene que estar motivada y que luego se activará, pero no es así. Primero hay que actuar, con o sin ganas, y, cuando vayas obteniendo resultados, ya te sentirás motivado.

Es decir, la única solución al problema de la diabetes y la obesidad es cambiar de hábitos, en especial pasar del sedentarismo al ejercicio. Pero ¿por qué no lo hacemos, si sabemos que es la solución para el problema de la resistencia a la insulina? Por muchas razones, no porque nos falte fuerza de voluntad. De hecho, es normal que sintamos pereza a la hora de implementar uno de los hábitos más importantes (sino el que más): el ejercicio.

En su magistral libro *Ejercicio. Cómo es que nunca evolucionamos para hacer ejercicio, por qué es saludable y qué debemos hacer*, el catedrático de Biología Evolutiva Daniel E. Lieberman explica que esta tendencia es natural en el ser humano. Esto se debe a que, en la era paleolítica, un gasto estúpido de energía haciendo ejercicio te hubiera restado recursos para enfrentarte a los posibles peligros. Y había muchos. Por así decirlo, evolucionamos para ser vagos, y no nos debemos sentir mal por ello. Es nuestro instinto natural.[2]

Sin embargo, si nos fijamos en las tribus cazadoras-recolectoras —como los hadza en Tanzania o los tsimane en Bolivia—, la tasa de enfermedades crónicas como la diabetes en personas mayores de sesenta años es casi inexistente. ¡Y eso que se inflan a comer carbohidratos! De hecho, se sabe que los hadza se dan atracones de miel (ya sabes, azúcar). Es decir, algo tiene que haber para que no desarrollen diabetes. **Y ese algo son sus hábitos, diferentes de los nuestros.**

En el entorno social en que vivimos, nuestra inclinación natural a la pereza nos conduce a la inactividad física y a buscar la comodidad. Y eso nos está matando. La vida moderna ya no nos exige que hagamos el trabajo físico de antes. Por eso el ejercicio nos sirve para compensar lo que hoy no vivimos en nuestro hábitat natural.

Así que no nos queda otra que engañar al cerebro y aprender estrategias para saltarnos este mecanismo evolutivo. Puede que pienses que tener diabetes es normal por la edad y que no te plantees que tenga solución. De hecho, seguramente te hayan dicho que es para siempre y que comas con cuidado, pocos hidratos, nada de fruta por la noche, y que andes mucho. Como verás, de poco te servirá a largo plazo. Mi propuesta es una alternativa no solo probada por el método científico, sino también por los alumnos de mi Academia de Diabetes Online, desde la que ayudamos a perder peso a personas con diabetes.

Antes de aprender a implementar hábitos para conseguir tu objetivo —bajar la glucosa y perder peso—, debes deshacer el camino andado. Hasta ahora has aplicado una serie de soluciones que no funcionan a largo plazo: seguir dietas, comer poco o siempre lo mismo, pasar hambre, tomar batidos o pastillas, hacerte una reducción de estómago. En fin, todo lo relacionado con el enfoque clásico de la diabetes y la obesidad y el método tradicional para controlarlas: perder peso a toda costa y que te dé igual todo lo demás.

Primero tenemos que ver qué NO debemos hacer para luego aprender lo que SÍ hay que implementar. Es decir, adquirir unos buenos hábitos. Asimismo, voy a desmontar todos los mitos de la nutrición y el ejercicio que te has creído hasta ahora para empezar desde cero. Recuerda: barrer antes y fregar luego, no al revés.

Te prometo que funciona. Confía en mí.

SEGUNDA PARTE

El problema

4

Salir a caminar no funciona

Muchas personas piensan que controlarán la glucosa y perderán peso **andando mucho y comiendo poco**. Nada más lejos de la realidad. Vamos a explorar la primera parte de la ecuación: el hecho de andar.

¿Andar es hacer ejercicio?

Siempre que les pregunto a los pacientes si hacen ejercicio, todos me dicen lo mismo, no falla: «Si yo ando mucho...». Pueden llevar caminando toda la vida, que la glucosa no baja ni un miligramo. Aun así, algunos defienden a capa y espada que andar es el mejor deporte.

Muchos médicos sigue recomendándolo, e incluso algunos desaconsejan el ejercicio de verdad por una gran cantidad de razones sin base científica: es malo para las rodillas, es malo para el corazón, es malo para la espalda y demás barbaridades que solo consiguen fragilizar a las personas y hacerlas sentir incapaces.

Grábate esto a fuego: en la actualidad, es más arriesgado no hacer ejercicio que hacerlo. Fin.

Volvamos al tema de si andar es o no ejercicio. Igual que no confundimos una manzana con un kiwi, tampoco tenemos que confundir la actividad física con el ejercicio físico. Y no es lo mismo ejercicio que deporte.

Veamos algunas definiciones:

- **Ejercicio físico.** Actividad física voluntaria que se planifica, se estructura, se repite y se lleva a cabo para mantener o mejorar la salud y la condición física.
- **Actividad física.** Cualquier movimiento corporal no planificado y espontáneo realizado por los músculos esqueléticos que consume energía.
- **Deporte.** Actividad física, ejercida como juego o competición, cuya práctica supone entrenamiento y sujeción a normas.

Te pondré un ejemplo: el ajedrez es un deporte, ya que es una actividad sujeta a normas que tiene un reglamento y unas condiciones para ganar o perder. Sin embargo, no sería ejercicio porque no mejora la condición física de los que lo practican. Es más, puede favorecer el sedentarismo.

Otro ejemplo: el golf es un deporte, pero no tiene por qué considerarse ejercicio (depende de la intensidad con la que se practique; hay gente que puede jugar al golf fumándose un puro y bebiendo un cubata). En cualquier caso, es actividad física, a no ser que te traslades de un campo a otro en *buggy*, que entonces no es *na de na*. En cambio, andar sería actividad física, pero no deporte, porque no tiene unas normas para hacerlo (¿existe una mejor forma de andar?). Tampoco sería ejercicio, ya que no genera las condiciones suficientes para mejorar la condición física porque no tiene la intensidad suficiente.

No me malinterpretes: **andar es buenísimo y muy útil** para controlar la diabetes y la pérdida de peso, no voy a ser yo quien lo discuta, **pero andar no es suficiente para alcanzar el efecto que buscamos**, al menos en lo relativo al control de la diabetes. Necesitamos el ejercicio sí o sí, y combinarlo con caminar. Ambos componentes son innegociables.

¿Por qué no vale solo con andar?

Repito que andar es un hábito buenísimo, por si no ha quedado claro, pero al final es como todo. Al igual que no utilizamos el matamoscas para barrer el salón, no debemos usar el caminar como la panacea para tratar todas las enfermedades metabólicas.

Tradicionalmente, la medicina ha considerado el hecho de caminar como el santo grial para todas las condiciones de salud y enfermedad habidas y por haber: «¿Tiene que perder peso? Vaya a andar», «¿Tiene diabetes? Camine, que baja el azúcar», «¿Tiene que reducir la tensión arterial? Ande y coma sin sal», «¿Tiene estrés? Salga a dar una vuelta para que le dé el aire», «¿Alguien le molesta? Mándelo a tomar viento».

Madre mía, no nos va a llegar el sueldo para suelas de zapatos. Quiero que lleguemos a la conclusión de que **no todo sirve para todo**. Que un hábito sea buenísimo no significa que solucione la problemática de la glucosa y el sobrepeso. Por supuesto, ayuda, y es mejor que pasarse el día sentado en el sofá, pero no es la solución definitiva. Y no lo es porque caminar, aunque es un buen hábito, tiene sus limitaciones.

- **No genera masa muscular**, y esto, a partir de determinada edad, puede convertirse en un problema, como luego veremos.

- A largo plazo, **no produce cambios en el metabolismo de la glucosa**. A corto sí, pero eso es pan para hoy y hambre para mañana.

- **No mejora** apenas **el rendimiento físico** (salvo en situaciones de sedentarismo extremo previo).

- No impide el **deterioro de las fibras musculares de tipo IIb**, que son las que mantienen a alguien con capacidad física e independencia el resto de su vida porque se encargan de generar fuerza, como ahora veremos.

A pesar de que no nos aporta estos beneficios, facilita el déficit calórico que una persona tiene que conseguir si quiere perder grasa corporal. **Al final, si alguien quiere adelgazar, necesita menos ingesta energética (que no es lo mismo que comer poco, como veremos en el próximo capítulo) y moverse más. El error es hacer solo lo primero y no lo segundo.** Comer poco no es sostenible para siempre, como veremos, y por eso las dietas fracasan a largo plazo. Moverte más es sencillo si sabes cómo hacerlo y además cambias tus hábitos para incluirlo en tu rutina casi sin darte cuenta. Créeme, es más sencillo de lo que parece.

A su vez, cuando estás adelgazando y necesitas ese déficit calórico, la insulina tenderá a bajar con la reducción de la ingesta. En ese momento, conservar la masa muscular debe ser tu principal objetivo. Esta masa le sale cara al organismo, ya que debes ingerir la suficiente energía para mantenerla, así como practicar ejercicio. En caso contrario, si estas condiciones no se cumplen, la perderás, y esto es catastrófico para el metabolismo. Si te limitas a caminar y comer menos, es casi seguro que perderás músculo y que eso causará estragos en la glucosa y el peso a largo plazo.

SALVEMOS AL MÚSCULO

El músculo es un órgano desconocido e infravalorado, hasta cierto punto incluso despreciado por muchos profesionales de la salud. Tener unos músculos bien desarrollados es algo que, en parte, está mal visto, sobre todo por las personas mayores, quizá por los mitos y el desconocimiento acerca del mundo del desarrollo muscular. A lo mejor es porque, cuando vemos a alguien musculado, lo primero que nos pasa por la cabeza es «Seguro que está pinchándose cosas raras», «Está así porque es un obsesionado» o «Tendrá musculitos, pero seguro que carece de neuronas». Todo esto, además de ser falso, hace que veamos el músculo y el entrenamiento de fuerza como algo negativo.

Nada más lejos de la realidad. La masa muscular es nuestro seguro de vida, nos ayuda a envejecer con calidad. De hecho, las personas con poco músculo se mueren antes y en peores condiciones. Es lo que se conoce como «sarcopenia», la pérdida de masa muscular asociada a un deterioro del rendimiento físico. Entiende esto: **sin masa muscular, no eres más que un saco de huesos (o de grasa) sin movilidad.**

Además, el músculo no solo influye en la capacidad de moverte, sino también en la capacidad para mantener tu independencia y tu calidad de vida en la vejez. Es un órgano endocrino que produce una serie de hormonas llamadas «mioquinas» y «exerquinas» capaces de comunicarse con otros órganos y facilitar la sensibilidad a la insulina, entre otras funciones. A su vez, es clave en el funcionamiento de la glucosa del organismo y protege de la diabetes. Solo tiene una pega: la única forma de desarrollarlo y mantenerlo con salud es el ejercicio físico. Y para eso hay que dedicar tiempo, no lo regalan ni hay alternativas. Si alguien las descubre, se hará rico, seguro.

Grosso modo, y a riesgo de simplificarlo todo, el músculo sirve para almacenar la glucosa, regular su metabolismo y permitir el movimiento. Está compuesto por una serie de células llamadas «fibras musculares» —sí, las que se rompen los futbolistas cada dos por tres— que podemos clasificar, principalmente, en tres tipos:

- **Fibras tipo I.** Se conocen como «lentas» o «rojas» por su alto contenido en mioglobina. Te permiten hacer actividades sostenidas en el tiempo, como caminar. Son las que se entrenan también cuando corres largas distancias o haces ejercicio aeróbico, como correr, o actividades físicas de baja intensidad, como andar.
- **Fibras tipo IIb.** Denominadas «blancas» o «rápidas». Te permiten hacer actividades que implican un gran desarrollo de la fuerza, rápida y explosiva. Son las que ejercitas, por ejemplo, cuando estás a punto de perder

el autobús y esprintas para cogerlo, o las que utilizan las personas mayores para levantarse de la silla. También son las primeras que se pierden con la edad, por eso es tan importante conservarlas a través del entrenamiento de fuerza.

- **Fibras tipo IIa.** También llamadas «mixtas». No son de un tipo ni del otro, es decir, no se casan con nadie. Hacen las dos funciones a la vez y, según el entrenamiento, se pueden acercar más a uno u otro.

Cada músculo contiene los tres tipos de fibras, aunque cuentan con una mayor cantidad de unas o de otras según su función. **A medida que envejecemos, vamos perdiendo fuerza porque se reducen las fibras de tipo IIb**, cada vez más atrofiadas por falta de uso. Y no solo eso: si a esto le sumamos un contexto de superávit calórico crónico o presentamos el fenotipo *skinny fat*, se llenan de grasa (mioesteatosis), como ya hemos visto. Sabiendo todo esto, seguimos recomendándoles a las personas mayores que salgan a dar paseítos, que es muy bueno para la salud… Y es bueno, pero los estamos condenando a la sarcopenia. Lo que ganamos por un sitio, lo perdemos por otro.

Si cada vez tenemos menos músculo, poco a poco se reduce la capacidad de almacenamiento de la glucosa en forma de glucógeno, hay una mayor resistencia a la insulina por la grasa intramuscular, se genera más diabetes, más atrofia, más pérdida de funcionalidad… En definitiva, desciende la calidad de vida. Por lo tanto, hay un mayor deterioro físico; más riesgo de discapacidad, caídas y fractura de cadera; y mayor mortalidad durante un ingreso hospitalario.

Como ves, solo andar no vale porque no ayuda en este sentido. Hacer ejercicio tiene un impacto sobre el metabolismo y la mortalidad muy superior a limitarnos a caminar. Un estudio observacional tomó los datos de 17.730 estadounidenses mayores de veinte años entre 2007 y 2014.[1] Esta población fue extraída del NHANES (National Health and Nutrition Examination Survey). El objetivo era incluir una muestra lo más representativa posible de la población de Estados Unidos. Se realizó un seguimiento de los hábitos de actividad física y ejercicio de estos sujetos durante una media de casi sesenta meses y se evaluaron los resultados en cuanto a mortalidad cardiovascular, cáncer y por todas las causas. Además, para evitar sesgos, se tuvieron en cuenta las características de los participantes, como el sexo, la edad, la etnia, el consumo de alcohol, si eran fumadores, si tenían alguna enfermedad crónica, sus ingresos, si presentaban depresión, su nivel de actividad física, si tenían un comportamiento sedentario, su nivel educativo y su índice de masa corporal (IMC). Los resultados iniciales no fueron nada sorprendentes: los que hacían más actividad física y ejercicio eran menos susceptibles a morir tanto por causa cardiovascular como por todas las causas. Lo sorprendente para mí cuando analicé el estudio fue lo siguiente: **los que eran sedentarios pero entrenaban se morían menos que los que eran físicamente activos pero no entrenaban.** Curioso cuando menos. Lo puedes ver en la figura 16: a medida que cada línea cae hacia abajo significa que más personas van muriendo en el seguimiento. Los que más viven son los que tienden a mantener la gráfica más recta. Un apunte importante es que en el estudio se guiaron por las recomendaciones oficiales de la OMS para establecer si una persona era o no sedentaria, considerando los siguientes puntos de corte:

- Actividad física moderada: al menos 150 minutos semanales.
- Actividad física vigorosa (la que podríamos considerar ejercicio): al menos 75 minutos semanales.

Estas recomendaciones, bajo mi punto de vista, son muy poco exigentes. Me parece ridículo considerar a alguien físicamente activo porque camina solo dos horas a la semana. Pero lo preocupante es que la gran mayoría ni siquiera cumple con esta recomendación mínima. Y si además metemos el ejercicio en la ecuación, échate a temblar. En conclusión, cuanto más fuerte eres, más tarde te mueres. ¿Por qué? Pues porque, a medida que vas envejeciendo, las capacidades físicas se van deteriorando. Si no te esfuerzas por entrenarlas de forma específica, se acelera la pérdida. Caminar permitirá que estas capacidades físicas aguanten más que si pasas todo el día sentado, es obvio, pero el ejercicio hará que se sostengan en el tiempo.

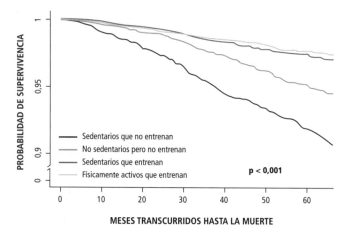

Figura 16. Mortalidad asociada al sedentarismo y la falta de ejercicio. Fuente: elaboración propia, adaptada de Jung *et al.*, 2022.

En fin, después de todo lo que sabemos, porque la ciencia y la experiencia nos lo han revelado, podemos afirmar que **salir a andar está bien para no estar mal, pero no para estar bien**. Esta frase no es mía, sino del profesor de Fisiología del Ejercicio Jorge Roig, y no puedo estar más de acuerdo. Si quieres estar bien de verdad y tener los niveles de glucosa y el peso controlados, debes ir un paso más allá. Ha llegado el momento de abrazar el ejercicio.

Si andar no es hacer ejercicio, ¿qué es el ejercicio y de qué tipos hay?

Es una muy buena pregunta que puedes plantearte para empezar con el ejercicio. Lo primero es saber lo que es y lo que no es, claro. El ejercicio, a diferencia de andar, tiene un objetivo, mejorar la condición física, y esto no es más que la capacidad de realizar esfuerzos más o menos sostenidos en el tiempo. Tiene mucho que ver con la flexibilidad metabólica, ya que, cuanto mejor esté, mejor será la condición física. Para favorecerla, debemos desarrollar las cualidades físicas: fuerza, resistencia, velocidad, equilibrio y coordinación.

Salir a caminar no mejora estas cualidades, y mucho menos la fuerza, pero el ejercicio sí. No entrenar estas cualidades físicas hace que se vayan deteriorando y, por lo tanto, que, con el paso de los años, aparezca una pérdida del rendimiento físico.

Podemos diferenciar dos tipos de ejercicio en función de los combustibles energéticos que necesitamos para realizarlos. Veámoslos a continuación.

Ejercicio aeróbico

En él se utilizan la grasa y la glucosa como combustible, de forma que se puede sostener durante más tiempo. Etimológicamente, «aeróbico» significa que necesita oxígeno. Con este ejercicio se entrenan las fibras musculares de tipo I, que ya hemos visto. Ejemplos de ejercicio aeróbico serían correr, remo, bicicleta, marcha olímpica, etc. El concepto queda claro: ejercicio sostenido en el tiempo.

Este tipo de ejercicio es el que siempre se ha llamado «hacer cardio», ya que mejora la condición cardiorrespiratoria (la resistencia), es decir, la capacidad del cuerpo para tomar oxígeno del exterior a través de los pulmones y transportarlo por vía sanguínea (en los glóbulos rojos, mediante la hemoglobina) para que los músculos puedan usarlo. Por eso las fibras de tipo I son rojas, porque tienen mioglobina que fija el oxígeno procedente de la sangre.

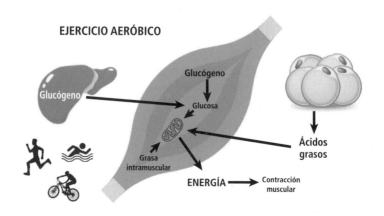

Figura 17. Ejercicio aeróbico. Fuente: elaboración propia.

Gracias a ese oxígeno, la glucosa se podrá quemar en las mitocondrias y se favorecerá la quema de grasa. Esto es lo que ocurre en condiciones normales para que se pueda realizar este tipo de ejercicio. Cuando hay diabetes u obesidad, existe una mala capacidad para hacer cardio porque se toma mal el oxígeno desde el exterior (hay una mala ventilación pulmonar), un desentrenamiento del corazón para distribuirlo y una mala función de las mitocondrias para producir la energía, como ya hemos visto.

A las personas con obesidad o diabetes, como tienen tan mala condición física de base, el mero hecho de salir a caminar les vale como cardio. Por eso, en mi programa, la Academia de Diabetes Online, el cardio son los pasos diarios para ellas. Y aunque es cierto que con este tipo de ejercicio los estudios han demostrado que se mejoran los niveles de glucosa y que sirve para controlar el peso, lo ideal es ir un paso más allá y combinarlo con ejercicios de fuerza y cardiovasculares de alta intensidad. Pero estos ya pertenecen a otra esfera, el ejercicio anaeróbico.

> **Nota:** Aunque para algunas personas desentrenadas caminar sirva como ejercicio aeróbico, dejará de serlo en cuanto se adapten a él. Es decir, el ejercicio es ejercicio si mejora la condición física. Si te adaptas a ese estímulo, no mejoras, te quedas igual. Por lo tanto, aunque al principio caminar sea efectivo para algunas personas, no lo será siempre: llegará un punto en que dejará de aportar beneficios metabólicos. Por eso necesitas incorporar el ejercicio sí o sí. Y cuanto antes, mejor.

Ejercicio anaeróbico

Este tipo se basa, simplificándolo un poco, en el uso de la glucosa. Es, por ejemplo, el que realizarías si te persigue un tigre o se te escapa el bus: ejercicio rápido y explosivo. Sin embargo, se llega pronto a la fatiga muscular, y no es tan sostenible como el cardio. Como necesitas energía rápida, a la glucosa no le da tiempo a quemarse dentro de las mitocondrias, sino que lo hace en el citoplasma de la célula, lo cual provoca que su rendimiento energético sea menor, es decir, la producción de energía es menos eficiente, y eso hace que la fatiga llegue antes.

Dentro de este tipo de ejercicios merece la pena destacar dos: el de fuerza y el entrenamiento por intervalos de alta intensidad (HIIT, por sus siglas en inglés). Ambos, desde mi punto de vista, son fundamentales para las personas que quieran mantener un peso y una glucosa óptimos durante toda la vida. Este tipo de ejercicios trabajan sobre todo las fibras de tipo IIa y IIb, las que se deterioran con la edad, las que permiten que se desarrolle la fuerza. Como la producción de energía se hace en ausencia parcial de oxígeno, no hay tanta mioglobina en el interior de las células, de ahí que se las conozca como «fibras blancas». Como dato curioso, por si alguna vez te has planteado por qué los atletas de velocidad están más cachas que, por ejemplo, los maratonianos, debes saber que es por su diferente distribución de fibra muscular. Las tipo IIb tienen casi el doble de diámetro que las de tipo I. Compara, por ejemplo, a Usain Bolt y a Mo Farah. ¡No tienen nada que ver!

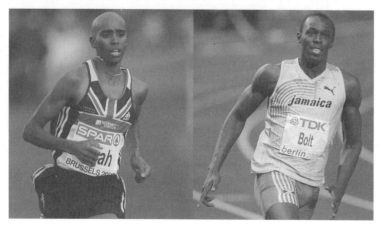

Figura 18. A la izquierda, Mo Farah, el mítico atleta de los 10.000 m lisos. A la derecha, Usain Bolt, el actual *recordman* de los 100 m lisos. Ambos tienen los músculos muy desarrollados, aunque con una composición diferente. Fuente: Wikimedia Commons.

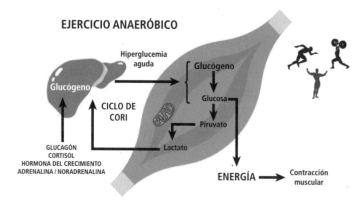

Figura 19. Ejercicio anaeróbico. Hace no mucho se consideraba el lactato como un producto de desecho muscular causante de fatiga. Hoy sabemos que esto no es así, sino que podríamos considerarlo incluso una fuente más de energía. Fuente: elaboración propia.

> **Nota:** El ciclo de Cori es un reciclado de lactato para que se convierta en glucosa mediante la gluconeogénesis en el hígado. Esto nos permite seguir produciendo energía de manera eficiente. También se da durante el ejercicio aeróbico. El proceso aumenta a medida que se produce más lactato.

Este ejercicio, como es de alta intensidad, tiene una característica peculiar: requiere mucha activación. Esto hace que aumenten hormonas como la adrenalina, la noradrenalina, la hormona del crecimiento, el glucagón o el cortisol, que hacen todo lo contrario que la insulina: suben la glucosa y provocan que el hígado se quede sin ella. El objetivo es dársela toda al músculo para que pueda ejecutar el movimiento. **La glucosa es la fuente energética más rápidamente disponible que tenemos**, exceptuando al ATP (trifosfato de adenosina) almacenado en los depósitos de fosfocreatina intramusculares.

Este tipo de ejercicio es el que, al trabajar estas fibras de tipo IIb, genera más fuerza, explosividad y potencia. La única pega es que no es sostenible durante tanto tiempo como el aeróbico, ya que se hace en ausencia de oxígeno. Estas fibras musculares no tienen tantas mitocondrias ni tanta mioglobina como las rojas. Entonces, quizá te preguntes: «¿Por qué los ejercicios de fuerza y de alta intensidad puede ser mejores para el control de la glucosa y la pérdida de peso si se quema menos grasa?». Pues es justo lo que vamos a ver ahora.

¿Cómo impactan el ejercicio de fuerza y el de alta intensidad en la glucosa y la grasa?

El ejercicio de fuerza consiste en contraer los músculos contra una resistencia, por eso en la literatura científica se conoce también como «ejercicio de resistencia». Y la resistencia puede ser una mancuerna de ocho o diez kilos, tu propio peso o una goma elástica.

El músculo necesita energía para realizar la contracción, y la obtiene de la glucosa que está en la sangre y el interior del músculo en forma de glucógeno. Gracias a esos movimientos contra resistencia, en la membrana de la fibra muscular se abren unas compuertas o pasadizos a través de los cuales se introduce la glucosa. Esos pasadizos se conocen como «GLUT-4». Además —y esto es lo mejor—, lo hace sin necesidad de usar insulina. Por eso, cuando se practica ejercicio, en especial de este tipo, los pacientes deben reducir la medicación que toman, incluida la insulina. **Cuando haces ejercicio, la captación de glucosa no depende de la insulina.** Este tipo de entrenamiento permite que, a largo plazo, se revierta la diabetes tipo 2 o se controle del todo la tipo 1. Es decir, **el músculo, cuando se entrena, funciona como auténtica insulina.**

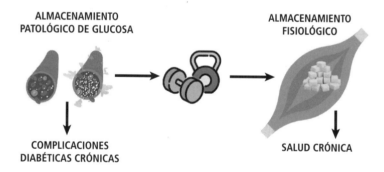

Figura 20. El ejercicio de fuerza y su potencial para revertir la diabetes tipo 2. Fuente: elaboración propia.

Si estás realizando un ejercicio de un cierto nivel de intensidad, la glucosa, al entrar en las células, pasa por una serie de procesos metabólicos que le permiten producir energía. En realidad, la magia no sucede mientras se hace el ejercicio, sino después, en el periodo de recuperación entre una sesión y otra.

Ahí es cuando las mitocondrias deben ponerse a trabajar de una forma más intensa. En la fisiología deportiva, esto se conoce como **efecto EPOC** (exceso de consumo de oxígeno postejercicio).

Este proceso fisiológico tiene la función de aumentar el gasto energético tras el ejercicio para reparar las estructuras dañadas al hacerlo. Al final, el ejercicio estresa el cuerpo. Durante ese periodo de estrés, se consume glucógeno y grasa, se genera daño muscular y, en definitiva, el metabolismo se pone patas arriba. Se crean unas cosas y se destruyen otras, así que ese daño se tienen que reparar, hay que pagar por ello. Y ahí está la madre del cordero: pagas esos daños con grasa corporal. Esa es la clave, el objetivo: eliminar esas metástasis de grasa almacenadas. Si se ejecuta a una intensidad razonable, el ejercicio tiene la capacidad de eliminar la grasa sobrante, aunque no haya una pérdida de peso global. Lo hará en el interior de las mitocondrias, esos compartimentos que se fastidian si tienes diabetes. Con el ejercicio, las obligas a trabajar, a recuperarse y aumentan en número.

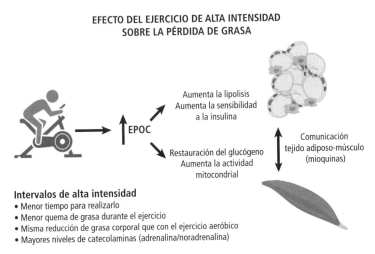

Figura 21. Efecto del ejercicio de alta intensidad sobre la pérdida de grasa. Fuente: elaboración propia, adaptado de Kolnes *et al.*, 2021.

Y lo remarco: para que sea posible, es necesario que el ejercicio se realice a una intensidad razonable. Los estudios apuntan a que este maravilloso efecto EPOC no tiene tanto que ver con la duración del ejercicio, sino con su intensidad.[2] Y ese es otro motivo más por el que salir a pasear contribuye poco a eliminar la resistencia a la insulina.

Por otro lado, tengo buenas noticias para ti: puedes perder peso y controlar la diabetes sin invertir muchísimo tiempo, ya que el factor clave es la intensidad, no el tiempo. Parece magia, ¿verdad? Pero tienes que aprender a hacerlo. Más adelante te enseñaré.

Dudas frecuentes respecto al ejercicio

Genial. Si has llegado hasta aquí, seguro que ya sabes más fisiología del ejercicio que el 99 % de la gente que te rodea. Además, habrás entendido que el ejercicio no es algo opcional, sino imprescindible para tener una buena salud cardiometabólica. Aun así, tal vez te queden algunas dudas al respecto. También es posible que algunos mitos pervivan y te los sigas creyendo. A continuación paso a responder las preguntas más comunes que me plantean todos los días tanto los pacientes de mi programa online como en las redes sociales.

¿El ejercicio de fuerza es apto para personas mayores?

Rotundamente sí. De hecho, la tercera edad es quizá el grupo de población que más se beneficia de las bondades del ejercicio de fuerza.

A medida que envejecemos, por la falta de movimiento y ejercicio, nos vamos notando cada vez más hechos una porquería. Cuanto menos usamos los músculos, más se atrofian, y luego cuesta que vuelvan a la normalidad. Pero no hay problema, pues en la actualidad la evidencia científica es clara al respecto: el ejercicio de fuerza es bueno para todos, en especial para las personas mayores de setenta años y para las mujeres que entran o están en la menopausia, como analizaré más adelante. Solo hay que tener en cuenta que se debe adaptar el ejercicio a la persona, no la persona al ejercicio.

Recuerdo el caso de Bruno: tenía diabetes tipo 2 muy mal controlada y una barriga tal que, en sus propias palabras, «no me veía el pajarito». Durante la entrevista inicial con él, me dijo que no podía seguir así, que no podía andar del dolor que sentía en las rodillas. El traumatólogo le había dicho que, hasta que no perdiera peso, no lo operaría para ponerle la prótesis. Bruno lo había intentado todo: andar, pastillas, dietas, etc. Con el tiempo, sin comerlo ni beberlo, lo único que consiguió fue ponerse en más de noventa kilos para un metro sesenta.

Lo que más me sorprende es que, a sus setenta y tres años, decidió darse una oportunidad, en concreto, dársela al ejercicio. Dicen que es muy difícil que las personas mayores cambien, pero no me lo creo. Si no, no me dedicaría a lo que me dedico. Pienso que todos pueden cambiar, tengan la edad que tengan, pero necesitan una guía, un camino. Bruno podría haber pensado que ya era mayor para eso y haberse quedado como estaba o haber buscado otra (ineficaz) solución. Pero no, confió en lo que científicamente está demostrado para perder peso y controlar la diabetes. Y vaya si lo logró.

No solo perdió diez kilos y esa barriga —según él, «un cambio de un cuatrocientos por cien»—, sino que volvió a caminar y a trabajar la huerta, lo que más le gusta. Casos como este nos demuestran que da igual la edad que tengas, puedes hacer ejercicio. Por supuesto, no lo harás como un chaval de veinte años. Como se suele decir, cada persona es un mundo, y necesitará un nivel diferente según los años y la patología que tenga. La diferencia en muchos casos está en si nos damos o no esa oportunidad.

¿Hay que ir al gimnasio para hacer ejercicio?

No tienes por qué entrenar en el gimnasio si no quieres. También lo puedes hacer en casa. De hecho, casi todas las personas con las que trabajo o he trabajado entrenan en su domicilio y no tienen por qué desplazarse.

¿Cuáles son los ejercicios de fuerza más recomendados?

Hay muchos. Se pueden dividir por grupos musculares: piernas, brazos, abdomen, etc. Al final, si hablamos de diabetes, lo importante es trabajar todos los músculos más o menos por igual para que la glucosa se pueda meter en su interior y, con el paso del tiempo, terminar bajando en la sangre. Además, como he comentado antes, no solo basta con que la glucosa entre en los músculos: debes vaciarlos de la grasa que se acumula en su interior. En el Anexo I veremos cuáles son los ejercicios de fuerza que te permitirán hacerlo adaptados por niveles para que todo el mundo pueda practicarlos, sin importar su punto de partida.

¿Se pierde peso haciendo solo ejercicio?

Un error frecuente es pensar que, si te machacas a hacer ejercicio, perderás peso. **Solo el ejercicio no basta para adelgazar, aunque es suficiente para perder grasa visceral.** Sin duda, si has empezado a hacer ejercicio, ya has dado un paso de gigante, porque es lo más difícil. Pero si quieres perder peso y bajar la glucosa, debes moverte y optimizar la alimentación para generar un déficit calórico sostenible en el tiempo. Estos tres factores harán que pierdas peso.

Para resumirlo te diré que cada factor te aportará casi un 33 %: **33 % ejercicio + 33 % alimentación + 33 % actividad física.** Te digo 33 como podría ser 44, da lo mismo. El mensaje que quiero que te grabes a fuego es que **tu probabilidad de éxito se maximizará cuando toques los tres palos al mismo tiempo** y no te centres solo en uno (por lo general, la alimentación, siguiendo dietas raras).

Camina a diario para mantener el metabolismo activo y gastar más calorías a lo largo del día. Un error frecuente es matarse a entrenar: no quema tantas calorías como piensas, aunque no por ello deja de tener beneficios para la salud. No por hacer más abdominales quemarás más grasa. Solo será así si estás en déficit calórico: gastas más calorías de las que consumes. Para generarlo, controla las porciones que ingieres (sin pasar hambre) y camina lo suficiente a diario.

¿El pilates y el yoga se consideran ejercicio?

Muchas veces los pacientes me plantean esta duda cuando les recomiendo hacer ejercicios de fuerza: «¿El pilates o el yoga cuentan como ejercicio de fuerza?». Pues, como todo, depende. Según qué ejercicios o posturas, sí, pero la mayoría de las veces no lo son. **El pilates y el yoga no generan suficiente potencia muscular como para revertir todas las complicaciones metabólicas que generan la obesidad y la diabetes.** Se necesita un estímulo mayor. En cualquier caso, pueden ayudarte a mejorar ciertas cualidades físicas como el equilibrio, la coordinación o la flexibilidad. Por lo tanto, mi recomendación es que las personas a las que les guste el yoga o el pilates lo hagan, pero siempre después del ejercicio de fuerza (el único no negociable). Lo ideal sería realizarlos en sesiones aparte.

¿Y la natación y otros ejercicios realizados en el agua?

Seguramente te hayan dicho toda la vida que la natación es el deporte más completo, pero es una verdad a medias.

Es cierto que, si te gusta, puede ser un buen aliado en el control de la glucosa, el peso y la salud, pero tiene un problema: sus condiciones de ingravidez. Al no generar tensión mecánica sobre los músculos, podría favorecer la pérdida de hueso. El problema parece no ser tanto la natación, sino que el exceso de práctica desplace otros ejercicios que generan masa ósea.[3] Al grupo de población al que le interesa saber esto es, sobre todo, a las mujeres en la menopausia, momento de la vida en el que se pierde hueso por la menor disponibilidad de estrógenos.

En resumen: no pretendo desanimar a la gente a la que le guste nadar o el *aquagym*. Si lo disfrutas, genial, es un hábito muy positivo, pero recomiendo que lo practiques después de entrenar la fuerza como plato principal del menú y dejes estas actividades para el postre. Si te centras únicamente en ellas, tendrás que hacer una mínima cantidad de ejercicio de fuerza para no perder hueso ni músculo.

¿Tengo que hacer ejercicio todos los días si quiero perder peso y bajar la glucosa?

Un momento. Si no has hecho ejercicio en tu santa vida, ¿qué te hace pensar que puedas empezar tan a tope? Necesitas ir poco a poco y, por supuesto, también hay que descansar para que los músculos se recuperen del esfuerzo. Esto no es caminar, harás un esfuerzo medio-alto a causa del cual romperás fibras musculares para generar esos pasadizos por donde la glucosa entrará en los músculos. Al principio sentirás agujetas y tendrás que descansar bien y alimentarte correctamente para recuperarte de una sesión a otra. No seas cabra loca.

Suele pasarles a las personas con las que trabajo: «O me pongo en serio o no me pongo», me dicen. Eso es un error, es la mentalidad del todo o nada. Crees que, si no lo haces a la perfección, no obtendrás resultados, y no es así. De hecho, intentar hacer las cosas perfectas, en especial al principio, es la mejor receta para abandonar.

Una vez más, esto no es una carrera de los 100 m lisos, es un maratón. No gana el que antes pierde los kilos y controla la diabetes, sino el que lo mantiene a largo plazo. Por regla general, intentar hacer las cosas perfectas para ver resultados rápidos no es una buena receta: empiezas a tope porque estás muy motivado, pero lo dejas en cuanto te cansas. Evita los arranques de caballo y las paradas de burro.

Si te pones a saco a hacer ejercicio a diario, tendrás unas agujetas de la leche y no volverás a entrenar porque le tomarás manía. Y no quieres eso. Lo ideal es que sea gradual y adaptado para mantenerlo en el tiempo. Un buen punto de partida sería hacer estos ejercicios entre dos y tres veces por semana para empezar trabajando todo el cuerpo con el objetivo de asimilar los patrones de movimiento básicos y, a partir de ahí, ir progresando. Eso sí, la actividad física (andar) te recomiendo que la hagas a diario, ya que al tener una intensidad menor, no necesita una recuperación específica como en el ejercicio físico.

Si empiezo a hacer ejercicio, ¿en cuánto tiempo veré resultados con la glucosa y el peso?

Por mi experiencia con las personas con las que he trabajado, hay de todo. Lo importante, y con lo que me quedo, es que lo que da resultados no es la velocidad a la que se conduce el coche, sino la seguridad con la que se llega al destino. No es el vehículo, es la carretera.

Imagínate que quieres llegar de un punto A a un punto B, pongamos por caso, perder veinte kilos. Para lograrlo, puedes usar un Ferrari, un coche normalito, una bicicleta o un triciclo. Cualquiera de estas opciones te llevará a tu destino. Pero ¿cuál crees que lo hará más rápido y en mejores condiciones? Correcto. Normalmente, el Ferrari te ayudará a llegar más rápido y de forma segura. También lo hará un coche normalito, aunque quizá irá más lento pero seguro. La diferencia entre conducir uno u otro está en ti.

¿Quieres ir más rápido? Genial, hazlo, pero tendrás que caminar más pasos al día e imprimir más intensidad a tus entrenos. Además, deberás saltarte menos veces el plan de alimentación. ¿Quieres ir más poco a poco, pero llegar? También es válido, puedes saltarte más veces el plan de alimentación, siempre y cuando vuelvas a él, hacer un mínimo de ejercicio y limitarte al mínimo de pasos. Conseguirás resultados, pero mucho más despacio.

La decisión depende de ti. Según la edad que tengas y la situación de vida en la que estés, te vendrá mejor un método u otro. Pero ya te adelanto que no hay ninguno mejor, depende de la persona. Lo que te recomendaría es que no viajases en bicicleta ni en triciclo, porque es probable que te dejen tirado. Hablo de las dietas de «Esto no lo puedes comer y esto sí», las inyecciones para perder peso (Saxenda u Ozempic), la cirugía de reducción de estómago, las liposucciones, los balones intragástricos, los batidos sustitutivos, los sobres, las barritas, etc. Al final, no son más que trucos: no te enseñan a cambiar tu estilo de vida, no son sólidos a corto ni a largo plazo y tienen efectos secundarios potencialmente graves que veremos en el siguiente capítulo.

Antes de ahondar en el siguiente tema, te presento once mensajes fundamentales. Si quieres, haz una foto y súbela a tus stories de Instagram o Facebook para que lo sepa tu entorno.

1. Salir a dar paseítos es ejercicio para el perro, no para ti.

2. Es bueno que des paseítos, cuantos más, mejor, pero no te olvides del ejercicio. Lo ideal es que, con tus actividades normales, como mínimo sumes entre siete y diez mil pasos (no estás obligado a salir a caminar, pero, si lo haces, mejor).

3. Si quieres tener una buena salud de verdad, haz ejercicio físico. Sí o sí. Salir a caminar tiene un corto recorrido en la mejora de la condición física y, por lo tanto, en la salud. Vuelvo a recordar la frasecita porque es jodidamente buena: «Andar está bien para no estar mal, pero no para estar bien».

4. Si quieres controlar tus niveles de glucosa y el peso, debes mejorar tanto la condición física cardiorrespiratoria (cardio) como la fuerza muscular. NO son negociables. Si tuviera que elegir, me quedaría con la fuerza. O mejor aún, la combinaría en la misma sesión (es lo que hacen los del CrossFit). Entrenar estas dos condiciones se conoce como «entrenamiento concurrente», y es quizá la mejor opción para controlar la glucosa y el peso.

5. Puedes mejorar la condición física cardiorrespiratoria sin tener que invertir mucho tiempo: el entrenamiento por intervalos de alta intensidad (HIIT) es tu aliado. Los beneficios que aporta son similares al cardio de toda la vida.

6. En caso de diabetes u obesidad, si solo pudiera quedarme con un tipo de ejercicio, elegiría el de fuerza por varios motivos. Primero, porque suele sobrar mucho peso en forma de grasa y no se va sobrado de músculo. Este ejercicio es el que, con un mínimo riesgo de lesión, producirá mejores resultados en cuanto a la resistencia a la insulina, mucho más que andar. Segundo, porque la ganancia de masa muscular permitirá ganar fuerza y, por lo tanto, te costará menos desplazarte. Y eso aumentará el gasto calórico inducido por la actividad física.

7. Si los médicos lo hacemos al revés, si mandamos a la gente a andar sin que aumente la fuerza y la masa muscular, generaremos un estropicio en sus articu-

laciones y produciremos un deterioro de las fibras musculares de tipo IIb (las que hay que conservar sea como sea).

8. El ejercicio de fuerza es apto para todas las edades y para el 99,9 % de las condiciones (en especial, personas mayores, pues quizá sean las que más se benefician de él). Se trata de adaptar el ejercicio a la persona, no la persona al ejercicio. Es fundamental que lo entiendas.

9. Solo con el ejercicio no se pierde peso, aunque es básico para el éxito. Si ese es tu objetivo, modifica la alimentación y aumenta la actividad física diaria. El ejercicio por sí mismo, aunque no consiga la pérdida de peso, favorece la reducción de grasa visceral (la mayoría de las veces es lo más importante). El ejercicio es a la grasa visceral lo que el quitagrasas es a la vitrocerámica. Mano de santo.

10. El yoga o el pilates están genial siempre y cuando en la planificación semanal la prioridad sea practicar ejercicio de fuerza. Si lo sustituyen, suponen un lastre en la progresión.

11. La natación está muy bien, pero debe acompañarse de ejercicio de fuerza con impacto sobre el hueso, para no perderlo. Es clave que las mujeres en la menopausia lo entiendan.

5

Comer poco no funciona

Antes decíamos que, cuando las personas intentan bajar la glucosa o perder peso, tratan de seguir la misma estrategia errónea: andar mucho y comer poco. En el capítulo anterior ya hemos analizado por qué no era buena idea seguir la primera parte de esa instrucción. Vamos ahora a por la segunda. Entramos de lleno en el mundo de las dietas, los regímenes y, en definitiva, todo lo que haga reducir la ingesta calórica a cualquier precio. Muchas veces, esto se paga con la salud.

Al ser humano le encanta encontrar soluciones instantáneas a sus problemas, y por eso es normal que tendamos a buscar información sobre cómo perder peso rápido o evitar los malignos picos de glucosa. Basta con echar un vistazo en Google y encontraremos titulares como lo siguientes: «Los tres superalimentos que te harán perder diez kilos en nueve días», «Los cinco alimentos que evitarán que padezcas cáncer», «El truco definitivo que usan los diabéticos para que no les suba el azúcar», «Las inyecciones milagrosas que hacen bajar once kilos en un mes»...

Sí, entran ganas de hacer clic cuando lees esto, ya que el cerebro siempre intenta buscar un atajo. Antiguamente esta habilidad nos servía para sobrevivir, pero hoy nos está matando poco a poco. Admito que yo mismo uso estos titulares para captar la atención en algunos vídeos, pero ten cuidado con la información que recibes al hacer clic. No toda es fiable ni te va a ayudar. De hecho, nos lleva a olvidarnos de los principios generales para centrarnos en aspectos secundarios que no aportan nada, y así perdemos tiempo, dinero y energía persiguiendo soluciones en forma de dietas que terminan convirtiéndose en un problema. **Métetelo en la cabeza: en la vida no hay atajos. No existen.** Si quieres perder peso y controlar la diabetes, huye de ellos. Lejos y rápido.

Lo veo a diario. Hay muchas personas que, en un intento por bajar la glucosa y perder peso, recurren a los remedios más fáciles (trucos o atajos): dietas restrictivas, batidos, inyecciones, cirugías, etc. Esto, sobre el papel, tiene lógica. «¿Para qué voy a invertir tiempo haciendo ejercicio y aprendiendo a comer si con estos métodos voy más rápido?». «¿Y qué problema tienen todos estos métodos milagrosos?». Muchos. Pero al final todos derivan en lo mismo: comer poco. Cuando esto ocurre, hay un síntoma clave que me refieren los pacientes: ansiedad por comer.

¿Por qué tengo ansiedad por la comida?

A veces me pregunto seriamente **qué fue primero, la gallina o el huevo.** Es decir, **¿qué fue primero, el sobrepeso o la ansiedad por comer?** ¿Nacemos con una impulsividad hacia la comida que nos hace engordar sin remedio? ¿O es que nos desahogamos de nuestros problemas con la comida? ¿Por qué empeoro estos síntomas con cada dieta que empiezo y termino? Todavía no he conseguido encontrar una respuesta definitiva a estos interrogantes, pero tengo varias intuiciones al respecto.

Antes de nada quiero dejar claro que «ansiedad por la comida» no es una expresión científica ni un diagnóstico médico. La «adicción por la comida» tampoco está descrita en ningún manual diagnóstico. No son conceptos reconocidos por la sociedad científica, como sí sucede en los trastornos de la conducta alimentaria (TCA), que se acerca más a lo que presentan los pacientes que mantienen una relación tóxica con la comida.

Por experiencia, he llegado a la conclusión de que hay dos motivos por los cuales se puede desarrollar una mala relación con la comida y, muy probablemente, un TCA. Esta clasificación no viene de un estudio en concreto, sino de mi práctica médica:

- **Comer para evitar.** Sería una respuesta refleja para aplacar una emoción perturbadora (aburrimiento, estrés, miedo, vergüenza). He oído estas frases a muchos de mis pacientes: «Cuando siento ansiedad, no puedo parar de comer», «Hasta que no como, no se me calma la ansiedad», «Cuando me enfado con los niños, les grito y luego como»... Siempre les explico que da igual lo que suceda ahí fuera; el problema es que comen porque se quieren quitar un mal rollo que los perturba.
- **Comer como liberación tras un periodo de restricción calórica brutal.** Esto suele suceder cuando se abandona una dieta que se empezó con la única y exclusiva finalidad de perder peso. Lo he visto infinidad de veces en pacientes que están a régimen, un día comen algo «fuera de la dieta» y cuando se pesan al día siguiente ven que han engordado o no han perdido peso. En su cabeza suena algo como: «¿Para qué voy a seguir comiendo bien si ya la he liado porque he comido lo prohibido?». Y de perdidos, al río. Vuelta a lo mismo de siempre.

He trabajado con ambos tipos de pacientes. Podríamos incluso clasificarlos en tres tipos:

1. Los que comen por ansiedad y han hecho dietas estrictas para adelgazar (la gran mayoría).
2. Los que nunca han intentado hacer dieta pero comen por ansiedad (menos frecuente).

104 EL PROBLEMA

3. Los que no comen por ansiedad como tal pero han hecho tantas dietas que ya ni se acuerdan de lo que es comer con normalidad (también muy frecuente).

Por suerte, los tres casos tienen solución, y la abordaremos al final del capítulo 8, cuando hayamos comprendido cómo se cambian los hábitos. Conozcamos primero al enemigo para saber cómo nos sabotea. Hablemos de las dietas.

¿POR QUÉ LAS DIETAS RESTRICTIVAS NO FUNCIONAN A LARGO PLAZO?

Mira a ver si te suena esto:

- dieta disociada
- dieta cetogénica
- dieta light
- dieta de los puntos
- dieta de los sobres
- dieta de los batidos
- dieta de las barritas de proteínas
- dieta del ayuno
- dieta del zumo con limón en ayunas
- dieta de ... (añade el nombre de un famoso)

¿Sabes lo que tienen todas estas dietas en común? Aparte de que se las conoce como «dietas milagro», tienen en común el **déficit calórico**.

Recuerda que el déficit calórico es clave para adelgazar, pero si es el factor definitivo, ¿por qué no funcionan las dietas que te garantizan el déficit calórico? El motivo es múltiple:

1. **No se realizan a largo plazo. De hecho, son insostenibles más allá de un mes** (no conozco a muchos que las aguanten más). Empezarás muy motivado porque perderás peso muy rápido, pero luego te estancarás. Tu cuerpo no quiere que comas poco, sino lo que necesitas. En este punto, aparecerá la desmotivación, y lo más normal es que tires el plan por la borda en cuanto deje de dar resultados. Volverás a tus antiguos hábitos y recuperarás el peso.

2. **No solo son insostenibles por la poca variedad de alimentos** (son dietas bastante aburridas), **sino también porque suelen hacer que pases hambre**, ya que comes muy poco. He visto a cientos (por no decir miles) de pacientes que han hecho dietas en las que comen menos de mil calorías al día. Eso y comer como un pajarito es lo mismo. Tenlo claro: nunca le ganarás la batalla al hambre. Es un instinto de supervivencia que más vale controlar durante la pérdida de peso. Si no, te entrará ansiedad por la comida y asaltarás la nevera. Lo que podría haber sido un pequeño placer de doscientas o trescientas calorías, como un helado un día puntual, termina con dos mil calorías de una sentada porque no te comes uno, sino cinco o seis después de todo el tiempo que llevas restringiendo la ingesta. Estas dietas tienen algo en común: generan una mala relación con la comida y disparan la ansiedad, en especial por los alimentos catalogados como prohibidos.

3. Lo normal es que relaciones todos los resultados con la dieta que estás siguiendo. En el fondo, no ha habido un cambio de hábitos: no te mueves más ni haces ejercicio. En definitiva, no has cambiado tu forma de pensar. Además, **experimentas una pérdida importante de masa muscular** que, lejos de solucionar el problema, lo agrava. Y ya hemos visto que, para el metabolismo

de la glucosa, la masa muscular es fundamental. **Tenlo claro: si no cambias de hábitos, no perderás peso ni lo mantendrás a largo plazo, sino que lo acabarás recuperando.**

4. **Empiezas a desarrollar creencias falsas acerca de la nutrición y la pérdida de peso con cada dieta que empiezas y terminas.** ¿Por qué? Porque, claro, cuando hiciste la dieta del té verde en ayunas adelgazaste, así que la causa de que perdieras peso fue el té; o es que con el ayuno perdiste peso, así que es lo mejor para adelgazar... Te llenas de creencias de falsa causalidad que vas desarrollando tú. Y, por el contrario, cuando dices «Todo se fue a la mierda cuando empecé a comer X», pues, hala, ese X desterrado de la dieta para siempre. No tiene sentido. No hay ningún alimento que, por sí solo, te haga engordar o adelgazar, pero empiezas a asociarle propiedades milagrosas porque lo relacionas con un resultado que querías conseguir.

Es como si afirmo que me saqué la carrera de Medicina porque estudié con subrayadores azules en vez de amarillos... Sí, casualmente aprobé con los azules, pero, si hubiera suspendido, la causa no habría sido esa, sino mi sistema de estudio. Pues con esto pasa lo mismo.

El fallo no está en que una dieta incluya un alimento u otro, sino en el contexto general de tu vida. Sin embargo, empiezas a asociar que «este alimento es bueno porque (razón descabellada)» o «este es malo porque (razón descabellada)». Es justo lo que le está pasando ahora al azúcar, por ejemplo, pero también al gluten, a los carbohidratos y a cualquier cosa a la que podamos cargarle el muerto. Con esas creencias, cuando te comes algo que se supone que está prohibido y piensas que eres mala persona por hacerlo, ¿cómo no te va a entrar ansiedad por la comida y miedo a comer?

5. **Se produce una ralentización metabólica.** ¿Te suena lo de las cinco comidas al día? Eso surgió de la creencia de que, si no comes cada cierto tiempo, tu metabolismo entra en ahorro de energía, lo que provoca que ganes peso. Pero la realidad es más compleja: tu organismo entra en ahorro de energía porque hay una deprivación calórica importante. Piénsalo: si para perder peso necesitas un déficit calórico de entre doscientas y quinientas calorías, y generas un déficit calórico de mil, ¿qué crees que pasará? Pues lo primero será que aparecerá el hambre tarde o temprano, y lo segundo, que todas tus funciones metabólicas orientadas a la pérdida de grasa se ralentizarán. ¿Por qué? Si apenas introduces comida en el cuerpo, este interpreta que en el entorno hay escasez de alimentos, así que necesita ahorrar esas reservas de energía para que no las pierdas si no encuentras comida rápido. El cuerpo destina dicha energía a la supervivencia de órganos vitales, como el cerebro, el corazón, los riñones, etc., y se la quita a órganos no tan vitales, como por ejemplo la piel. Por eso te salen más arrugas y se te cae el pelo cuando adelgazas de esta manera. En fin, quienes siguen una dieta milagro se acaban estancando y, lo peor, en muchos casos pueden acabar desnutridos.

Toda esta situación insostenible termina haciendo que abandones la dieta y recuperes los viejos hábitos. En realidad, no cambiaron, solo los barriste bajo la alfombra de la motivación inicial. Y eso hace que venga el temido efecto rebote.

¿QUÉ ES EL EFECTO REBOTE O EFECTO YOYÓ?

Se llama así a la reganancia de kilos después de seguir un protocolo de pérdida de peso. La gente suele pensar que lo provoca el hecho de haber adelgazado muy rápido, y que para que la pérdida de peso se sostenga en el tiempo debe hacerse de forma lenta. Esto es, en parte, incorrecto.

El verdadero motivo por el que se produce el efecto rebote es que la pérdida de peso es insostenible a largo plazo y tiene en su base la desnutrición. Supón que empiezas a tomar batidos sustitutivos para adelgazar: eliminas el desayuno y la cena y los cambias por un batido. Evidentemente, acabarás introduciendo menos calorías y estarás en déficit calórico, de manera que adelgazarás.

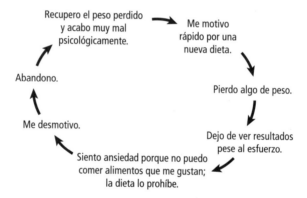

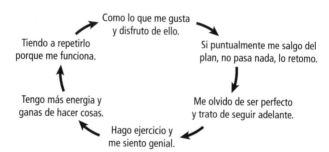

Figura 22. Fuente: elaboración propia.

COMER POCO NO FUNCIONA

Un día estaba de guardia en el hospital y fui a ver a una paciente a su habitación. De pronto, miré hacia su mesita y tenía una revista con un anuncio que decía: «Plan de alimentación + Complementos + Consulta nutricional = Tu peso perfecto en verano». Lo que no te cuentan es lo que pasará en otoño. Cuando sometes a tu cuerpo a ese tipo de déficit calórico tan agresivo, pierde no solo grasa, sino también masa muscular. Tu metabolismo basal se reduce y se desacelera.

Está claro que no te pasarás la vida alimentándote a base de batidos... Tarde o temprano volverás a comer como antes. Entonces, como tendrás el metabolismo desacelerado, introducirás de golpe en el cuerpo más calorías que las que puede tolerar. Por eso, antes de recuperar todo el músculo perdido por el camino, ganarás mucha grasa. Y en ese momento se producirá el efecto rebote. Y no sueles quedarte con el peso previo a la dieta, sino que terminas pesando más.

Súmale un largo historial de dietas previas y llegarás a la obesidad. ¿Te suena esta situación? Pues es lo que le sucede a la mayoría de la gente. Y luego viene la peor parte, la sensación de culpa que le queda a persona en el cuerpo por haberse fallado tanto a sí misma como a los que la rodean (marido, mujer, hijos, padres, amigos, etc.). Y luego aparece la siguiente peor parte: el miedo a intentar cambiar.

Cada día me encuentro a un montón de personas que quieren acceder a mi Academia de Diabetes Online para perder peso. Una de ellas es Ana, una mujer que había pasado por ese calvario insufrible: mil y un médicos, endocrinos, nutricionistas.... Todos le habían dado la misma recomendación perjudicial:

«Come menos y anda más»

Sigamos con Ana, la paciente que hizo caso a estas recomendaciones. Durante el embarazo de sus dos hijos, tuvo diabetes gestacional. En condiciones normales, durante la gestación se produce una situación fisiológica de resistencia a la insulina para que la glucosa, en vez de entrar en las células de la madre, pase a las del feto en gestación. Ahora bien, cuando se da una situación de obesidad o diabetes tipo 2 previa al embarazo, la resistencia a la insulina se hace tan grande, sobre todo en el segundo trimestre, que la madre llega incluso a necesitar insulina para bajar la glucosa. La recomendación que le daban seguía siendo la misma: «Come menos y anda más».

Ante ello, Ana decía: «Pero si ya como menos y ando más...», y la respuesta era: «Seguro que no comes lo suficientemente menos y que no caminas lo bastante».

Resultado: más de ciento quince kilos, sensación de fracaso y la idea constante de «Siempre seré gorda, lo de perder peso no va conmigo. Me tendré que aceptar así». Cuando Ana contactó conmigo para que la ayudara, tenía miedo al fracaso, a hacerlo mal, a recuperar los kilos otra vez y a fallar de nuevo a su entorno y a sí misma. Ese miedo la obligaba a quedarse como estaba (mal) y le impedía probar otro enfoque.

Por suerte, fue valiente y se lanzó a la piscina; dejó de hacer caso al dichoso refrán: «Más vale malo conocido que bueno por conocer». Desde luego, la persona que se inventó este dicho no estuvo muy acertada. Ana, gracias a su valentía, su coraje y sus ganas de hacer las cosas bien, confió en mí y siguió las indicaciones que le di. El resultado lo conocemos. De hecho, lo relata así en el testimonio que dejó para mi canal de YouTube:

> De jovencita me diagnosticaron síndrome de ovario poliquístico. Un poquito más tarde me dijeron que tenía hipotiroidismo y, algo más adelante, que también tenía resistencia a la insulina. Total, entre unas cosas y otras, llevo toda la vida con problemas para controlar el peso. Tampoco consideraba que comiese tantísimo como para pesar tanto, y lo único que recibía por parte de los médicos cuando iba era lo típico: dietas bajísimas de calorías, con 20 g de pan y 50 g de pollo...

Totalmente inasumibles. Las podía hacer uno o dos meses y luego abandonaba porque no me veía toda la vida pasando hambre.

El estado de ánimo tampoco acompañaba. «Sal a caminar», me decían. Eso no me funcionaba. En 2019, a raíz de los embarazos, me detectaron diabetes gestacional y me tuve que pinchar insulina. Con la pandemia, todo se desbordó. Ya estaba con tres metforminas al día y me dijeron que era de diabetes total.

Tras el confinamiento, después de haber puesto veintitantos kilos en la báscula, dije: «Esto no puede ser, algo tiene que haber que pueda hacer». Pero al final era lo mismo de siempre: buscar otro médico, volver a pasar hambre o vete tú a saber qué. Porque, claro, viene el efecto rebote, y no solo cogía el peso perdido, sino unos cuantos kilos más.

Entonces conocí a Víctor por Instagram y le escribí, porque dije: «¡Lo que está contando es lo que me pasa a mí!». Tuve una entrevista con él y me dijo que me podía ayudar. Y yo pensé: «Sí, claro, eso dicen todos». Entonces, como no tenía más remedio, decidí confiar en él, y solo puedo darle las gracias. Estoy encantadísima porque he encontrado el camino que necesito.

Lo primero fue entender lo que me pasaba y por qué me pasaba, y, por último, conseguirlo. De hecho, el otro día fui al endocrino y, en estos dos meses y medio que llevo en la academia, ya tengo la glucosa en valores normales. La glicosilada me ha pasado del 6,2 % al 5,6 %. De hecho, me dio el alta y todo. Me dijo que con lo que estaba haciendo me iba a ir superbién. Eso es controlar de verdad una resistencia a la insulina y revertirla.

La clave con Ana estuvo en hacer bien de una vez por todas este déficit calórico dejándonos de dietas. Perder peso es más que conseguir el dichoso déficit. Tenemos que atacar muchos problemas para lograrlo. La obesidad es una cuestión médica, un problema social y emocional de relación con la comida. En definitiva, es un trastorno con mucho trasfondo psicológico que podría rayar la adicción en algunos casos. Por eso nunca podremos solucionarla a base de dietas.

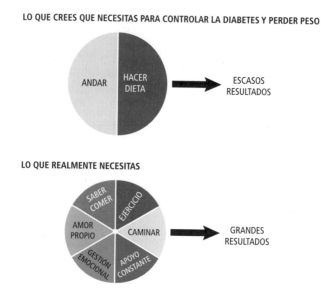

Figura 23 Fuente: elaboración propia.

Hoy en día, por cómo está diseñado el entorno, es más fácil tener obesidad que un peso saludable. Por ello, y como verás en la tercera parte del libro, uno de los pilares fundamentales es cambiar de entorno, mejor dicho, diseñarlo a tu medida para facilitarte la toma de decisiones. Depender de la fuerza de voluntad en según qué situaciones es un gran error que debes evitar.

Al final, las personas acaban psicológicamente muy quemadas de las dietas y tratan de buscar la solución por otro medio. Es hora de saltar al siguiente truco, las inyecciones para adelgazar.

¿Funcionan las inyecciones para perder peso?

«Mi vecina me ha dicho que ha perdido once kilos en dos meses desde que se pincha Ozempic, y está encantada». Esto me lo dijo una paciente nada más entrar en consulta. Lo había intentado todo para adelgazar. Estaba yendo al gimnasio y tampoco veía resultados. Su planteamiento era: «¿Para qué esforzarse tanto, si al final no consigo nada?», y quería que le recetara las inyecciones para perder peso. Lejos de valorarse por el esfuerzo de haber empezado a hacer ejercicio para ver resultados a largo plazo, prefería dejarlo porque en un mes no había conseguido nada.

¿Qué son las famosas inyecciones? ¿Funcionan? Son unos fármacos que pertenecen a la familia de los análogos del receptor de GLP-1, es decir, moléculas que reproducen la función de una hormona que producimos en el intestino. El GLP-1 favorece la saciedad a través de dos mecanismos. Por una parte, a nivel cerebral, disminuye el apetito y retrasa el vaciado del estómago, lo que reduce la sensación de hambre y, por lo tanto,

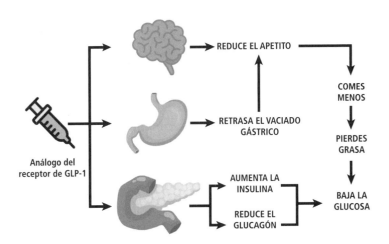

Figura 24. Efecto de los ARGLP-1 sobre la pérdida de peso y el control de la glucosa. Fuente: elaboración propia.

te incita a comer menos. Por otra, el GLP-1 influye en la función del páncreas, que aumenta la liberación de insulina y reduce la producción del glucagón, que hace lo contrario a la insulina, y favorece que la glucosa baje. Pertenecen a este tipo de fármacos Saxenda, Ozempic, Wegovy, Rybelsus, Trulicity, Victoza y Mounjaro; te quitan el hambre a corto plazo, dejas de comer y pierdes peso.

Y ahora quizá estés pensando: «Anda, si eso es lo que yo quiero…». Deja que te lance una pregunta: ¿prefieres comer comida saludable, disfrutar de ella y, además, perder peso, o que te dé asco la comida, como mucha gente me dice, y que por eso no comas?

Te entiendo, cuando llevas a dieta toda la vida, no crees que se pueda perder peso sin renunciar a la comida que te gusta y, además, mejorar la diabetes. Me viene a la mente el caso de otra de mis alumnas de la academia, también llamada Ana. Su endocrino le quería recetar Ozempic para que perdiera peso, pero ella se negó porque no quería perder el hambre. Intuía que debía haber otra solución. Ana había probado todas las dietas habidas y por haber. Una vez me contó que estuvo durante una semana solo tomando sirope de arce en ayunas y que no comía nada el resto del día. El colmo, vaya. Entre una dieta y otra, iba ganando peso. Al final, se plantó en una diabetes tipo 2.

En ese punto, algo hizo clic en su cabeza y se convenció de que tenía que cambiar. No podía seguir así, pero que le ofrecieran el Ozempic para adelgazar fue la gota que colmó el vaso. En ese momento se puso en contacto conmigo para que la ayudásemos. Hoy en día, haciendo las cosas bien y siguiendo el método que aprenderás en este libro, Ana ha revertido la diabetes tipo 2. Ya no necesita medicación, sus niveles de glucosa en sangre son perfectos. No ha tenido que pincharse nada ni seguir una dieta, solo cambiar de hábitos: aprender a comer y hacer ejercicio de fuerza. Esto fue lo que me comentó en una charla que mantuvimos y que puedes ver al completo en mi canal de YouTube:

Cuando me diagnosticaron diabetes, entré en pánico. No podía permitir que esto siguiera adelante. Por eso decidí ponerme en manos de un especialista. Fui a un endocrino de supuesto renombre y, nada más llegar, abrió un cajón y me sacó una dieta. También me dijo que lo que tenía que hacer era andar. Además de eso, me recetó una inyección que me tenía que poner una vez a la semana. En ese momento me asusté, porque pensaba que era insulina. Me dijo que no me preocupara, que no era insulina, sino algo mucho mejor. Pensé que no podía ser el remedio, era lo mismo de siempre. Tenía que haber algo más.

Y, claro, cuando empecé a seguir a Víctor por Instagram y escuché las explicaciones que daba sobre la diabetes, pensé: «¡Ahí va, si es justo lo que me pasa a mí!». Por eso tomé la decisión de entrar en la academia. Había empezado una dieta por mi cuenta antes de comenzar, pero menos mal que entré, porque no era sostenible en el tiempo. Estaba llena de restricciones, no comía carbohidratos y me impedía tener vida social. Ahora puedo seguir un plan libre de restricciones, y el ejercicio de fuerza es genial. Me ha cambiado la vida. En seis meses he perdido diecisiete kilos, y siento que esto es un estilo de vida que puedo mantener para siempre.

Antes, con las dietas que me ponían, me sentía todo el día somnolienta y cansada, sin energía. Todo eso, desde que hago ejercicio y como bien, ha desaparecido. Lo mejor es sentir que no estoy a dieta, como antes. Ya no me prohíbo nada. Lo que más me ha costado no es tanto el ejercicio ni la alimentación, sino comprometerme conmigo misma. El cambio de mentalidad, sin duda, es lo que más cuesta. Pero, una vez se consigue, el cambio es maravilloso. Invertir en la salud es la mejor decisión que podemos tomar en la vida.

Si después de leer esto aún te planteas el uso de las inyecciones para bajar de peso, no pasa nada. No son malos fármacos. En según qué pacientes, pueden ayudar. Pero, una vez más, la base está y siempre estará en el cambio de hábitos, como dice Ana. De hecho, en los estudios realizados sobre estas inyecciones —en este caso, con semaglutida (Wegovy, que es como Ozempic, pero en una dosis mayor)—, los participantes perdían peso hasta la semana sesenta y ocho, pero a partir de ahí, en cuanto dejaban de pincharse, lo recuperaban casi todo.[1]

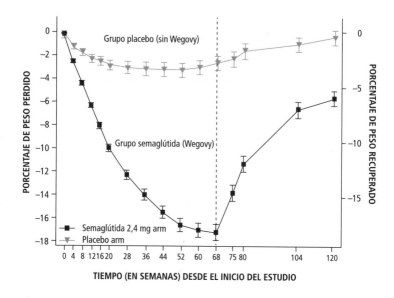

Figura 25. Recuperación de peso tras la suspensión del tratamiento con semaglútida en dosis altas (Wegovy). Fuente: adaptado de Wilding *et al.*, 2022.

Lo que nos demuestran estudios como este no es que Wegovy u Ozempic sean necesarios para el resto de tu vida, como algunos quieren hacer creer, sino que, si suprimes el apetito farmacológicamente, cuando termines de usar el fármaco todo volverá a su estado normal. Igual pasa con las dietas cetogénicas: cuando la dejas, vuelves a comer como antes, es decir, mal. No habrás mejorado la relación con la comida y seguirás creyendo que hay alimentos prohibidos. Además, con el déficit calórico sin ejercicio, vendrá la pérdida muscular, que ya sabes que agravará el efecto rebote. Si no cambias de estilo de vida, perderás tiempo, dinero y energía.

Por eso muchas personas, tras haber tenido fracasos muy profundos con las dietas e inyecciones, buscan una tercera solución: la cirugía bariátrica, conocida como «reducción de estómago».

¿Funciona la cirugía bariátrica?

Antes de hablar de si funciona o no, conviene que sepas qué es una cirugía bariátrica. Se trata de una intervención quirúrgica en la que hay dos opciones (también otras, pero estas son las más frecuentes):

Opción 1: Reducir el tamaño del estómago sin afectar a los intestinos. Se conoce como **manga gástrica (*sleeve*)**. El cirujano corta la curvatura mayor del estómago y reduce su volumen al mínimo posible. Este tipo de cirugías se llaman «restrictivas» porque disminuyen el tamaño del órgano.

Opción 2: Reducir el tamaño del estómago y, a su vez, producir una malabsorción intestinal. Se conoce como **bypass gástrico**, y es la cirugía más practicada. Además de reducir el volumen del estómago, provoca que la comida pase directamente al segundo tramo del intestino, el yeyuno, o al íleon. De esta forma, se excluye el duodeno, la primera parte.

Estas cirugías pueden producir algunos problemas, como una desnutrición importante si no se tienen en cuenta una serie de suplementaciones de vitaminas, minerales, calorías y proteínas después de realizarse. En el duodeno, la parte del intestino que está justo después del estómago, se realizan diversas funciones imprescindibles para garantizar una nutrición correcta:

MANGA GÁSTRICA	BYPASS GÁSTRICO
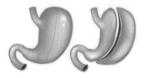	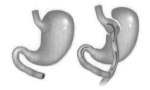
No afecta a los intestinos. No genera malabsorción.	Afecta a los intestinos. Produce malabsorción de los nutrientes.

Ambas pueden producir el síndrome de *dumping*.

Figura 26. Manga gástrica y *bypass* gástrico. Fuente: elaboración propia.

- **Se liberan las enzimas del páncreas** para absorber hidratos de carbono, proteínas y grasas. En especial las proteínas son fundamentales a la hora de suplementar a estos pacientes debido al alto riesgo de pérdida de masa muscular por el déficit calórico extremo al que se someten.
- **Se libera bilis**, procedente de la vesícula biliar, para digerir la grasa.
- **Se absorben vitaminas y micronutrientes** superimportantes, como el hierro, el calcio, la B12, el ácido fólico, las vitaminas D, A, E, K, el magnesio, etc. Muchos requerirán suplementarse para siempre después de una cirugía de este tipo.

Al dejar el duodeno fuera de juego, todas estas funciones se pierden, así que hay que controlar muy bien estos factores con suplementación y tratamiento médico.

Otro problema que puede derivarse de estas cirugías es el **síndrome de *dumping***: cuando el alimento pasa muy rápido del estómago al intestino, se altera la fisiología de la digestión. Lo normal es que la comida se quede un rato en el estómago y se digiera con el ácido clorhídrico antes de pasar al duodeno, pero, si se reduce el volumen del estómago o se altera su anatomía, el alimento pasa demasiado rápido al intestino, y esto desencadena, en primera instancia, una liberación por parte de los intestinos de unas hormonas llamadas «vasoactivas» que provocan síntomas como sudoración, sofocos, vómitos, diarreas, mareos e incluso pérdida del conocimiento transitoria por síncope (menos frecuente).

Estos síntomas forman parte de lo que se conoce como ***dumping* precoz**. Luego existen otros que aparecen entre una y tres horas después de comer: el ***dumping* tardío**. Estos síntomas se derivan del exceso de producción de insulina y otras hormonas con una función similar que provocan hipoglucemias después de la comida. Aunque aún no se conoce del todo el mecanismo que desencadena estos síntomas, parece que la causa es la llegada alterada de la comida al intestino, porque no ha seguido los pasos de una correcta digestión. Aunque este síndrome no lo padecen todos los pacientes —suele darse en entre un 20 y un 40 %—, hay que tenerlo en cuenta.

Entonces, la respuesta a la pregunta de si la cirugía bariátrica funciona o no la tengo clara: sí. Ahora bien, es fundamental hacer una buena selección del paciente para que los beneficios superen los riesgos. Hoy en día, los criterios más establecidos para esta intervención es tener obesidad grado 2 (un IMC mayor o igual a 35) y alguno de los siguientes:

- Hipertensión arterial.
- Colesterol o triglicéridos elevados.
- Prediabetes o diabetes tipo 2.
- Apnea del sueño o alguna otra complicación mecánica severa.

Además, en muchos centros, para realizar una cirugía bariátrica se exige al paciente al menos una pérdida de un 10 % del peso corporal antes de someterse al procedimiento. Las cirugías con obesidad extrema suelen ir mal porque crea problemas mecánicos importantes a los cirujanos y anestesistas, ya que:

- No pueden cerrar bien las suturas y es posible que se produzcan hernias abdominales o de otro tipo. Muchas veces, esto obliga a reintervenir.
- Cuesta intubar la tráquea y ventilar cuando el paciente está anestesiado.
- Es más difícil encontrarle la vena para canalizar vías y poner medicación de emergencia.
- Suelen tener mayor tasa de complicaciones derivadas de la cirugía, como trombosis venosas o tromboembolismos pulmonares, entre otras.
- Suelen tener un postoperatorio con peor evolución, mayor tasa de infecciones, mayor tiempo de recuperación y hospitalización, etc.

En fin, operarse del estómago no es algo que sea de primera línea para nada. Dicho esto, no estoy a favor ni en contra de este tipo de cirugías, pero pienso que muchas se podrían evitar si se cambiara de hábitos y se hicieran las cosas bien desde el principio. A pesar de ello, hay pacientes en los que la obesidad ha causado estragos enormes: no pueden salir de casa, requieren ayuda para el aseo más básico, son incapaces de moverse y, por lo tanto, no pueden hacer ejercicio. Algunos han tenido que ser rescatados en su casa por los bomberos. Puede que, en estos casos extremos, la cirugía bariátrica sea la única alternativa. Pero repito: casos extremos. Que sea útil en esas circunstancias no significa que sea la solución para la mayoría.

Es más, con este método para comer menos —no necesariamente mejor—, muchas veces pasa lo mismo que con las dietas e inyecciones: si después de la operación no se cambia de hábitos, al principio se pierde mucho peso porque no cabe la comida en el estómago, pero al final se recupera porque se acaba adaptando a la cantidad que uno ingiere.

Cuando era estudiante de sexto de Medicina, comencé a rotar por cirugía general y me tocó la consulta de revisión de pacientes poscirugía bariátrica. Recuerdo a una señora que vino después de intervenirse: en vez de perder peso, lo había recuperado. Todo. Estaba muy desanimada. El cirujano le preguntó qué había pasado y ella confesó que, poco a poco, había ido comiendo de más. Si le dijeron que solo comiera un plato, había ido comiendo dos, tres, y así sucesivamente. Poco a poco.

Y es tal cual. Operarte del estómago no es aprender a comer ni cambiar de hábitos, es quedarte con un estómago más pequeño, pero la misma mente. Y esta última, si no la entrenas, siempre te ganará. Tenlo claro. Por eso, muchísimas personas que se someten a este tipo de cirugía recuperan el peso perdido, en especial los de cirugía bariátrica de tipo restrictivo, como la manga gástrica.

Sabiendo esto y valorando los riesgos y beneficios, mucha gente es consciente de que, en una cirugía, tiene más que perder que ganar. Puede que eso los lleve a elegir una solución más cómoda que no requiera operarse, una que, esto sí que sí, es uno de los mayores timos sobre la faz de la tierra: los balones intragástricos.

¿Funcionan los balones intragástricos?

Aquí soy claro, no me ando con chiquitas: son un timo, están al nivel de la dieta de los batidos. Lo mejor que puedes hacer es huir de ellos. No tiene más. Aun así, quiero que sepas lo que son para que, si te los cruzas, digas: «*Vade retro*, Satanás».

Los balones intragástricos son un dispositivo inflable que se introduce en el estómago mediante un endoscopio, un tubo que se implanta bajo sedación con anestesia. Una vez allí, el médico responsable lo infla y expande el estómago de manera que el espacio que ocupa el plástico no lo ocupa la comida. En fin, otro absurdo método para hacer que la gente coma menos.

El otro día me contaron un chiste:

—Doctor, ¿cuánto perderé si me pongo un balón?
—Seis mil euros.

Bromas aparte, ¿funciona? Por supuesto, pero solo a corto plazo, el tiempo en que se realizan la mayoría de los estudios que concluyen que funciona. En fin, un chiste. Pero el precio que tendrás que pagar es todo lo que hemos visto antes. Al retirar el balón, volverás a comer igual que antes y recuperarás el peso perdido, un absoluto despropósito y un sacacuartos asqueroso.

¿Y QUÉ HAY DE LAS LIPOSUCCIONES?

Otro tema controvertido. Es quizá la intervención más realizada en medicina estética, junto con las cirugías de aumento mamario o el trasplante capilar. Consiste en la retirada de grasa subcutánea mediante aspiración. Si has entendido la fisiopatología de la diabetes tipo 2 y la obesidad, habrás llegado a la misma conclusión que yo: es otro absoluto y auténtico disparate.

La grasa subcutánea es nuestra amiga. Es la encargada de almacenar grasa de forma fisiológica, y es un órgano endocrino en toda regla, como el músculo. Cuando nos sometemos a una liposucción porque tener grasa es malo, estamos haciendo el equivalente a quitarnos los riñones o medio pulmón. Aunque pudieras vivir sin ellos, ¿lo harías? ¿A que no? Una vez entiendes esto, ¿por qué tanta manía con quitarnos la grasa? ¡Y encima la que es buena! La que deberíamos quitar es la que provoca metástasis en el interior de los órganos. Y la liposucción no llega hasta ahí.

Un estudio realizado en quince mujeres con obesidad que se sometieron a una liposucción mostró que, tras el procedimiento, aunque perdieron el 44 % de la grasa subcutánea, no se mejoró la sensibilidad a la insulina en el hígado, el músculo ni el tejido graso.[2] Y eso quiere decir que quizá te veas mejor por fuera, pero, aunque la mona se vista de seda, mona se queda. Mi recomendación y conclusión es que, si vas a someterte a algún procedimiento de estos, optes por la cirugía bariátrica, pero solo en casos extremos en los que esté indicada. En el resto, puede provocar más daño que beneficio.

Después de este periplo por los distintos métodos para comer poco, espero que hayas empatizado con los pacientes que tienen sobrepeso y obesidad y hayas comprendido que sufren muchísimo. Son personas que padecen en sus carnes los efectos de los métodos anticuados y las estrafalarias recomendaciones para solucionar su problema, y muchas de ellas viven en un profundo pozo de ansiedad.

Espero también que te hayas dado cuenta de que comer poco y andar mucho no funciona.

Es el momento de subir de nivel y desmontar el mito que afirma que tenemos que desterrar ciertos alimentos de la dieta para ver resultados. Veamos por qué prohibir alimentos tampoco funciona.

6

Prohibir alimentos tampoco funciona

A medida que avanzas en la lectura del libro, espero que te estés dando cuenta de que las dietas no valen un duro, al menos, esa es mi intención. Ojalá hayas entendido que salir a dar un paseíto todas las tardes tampoco solucionará el problema, aunque sea mejor que no hacer nada. Y puede que te estés preguntando: «¿Entonces qué como? Si ya lo he probado todo...». No te preocupes, en un ratito sabrás en qué tienes que basar tu alimentación para ver resultados.

No obstante, antes de entrar en materia, recuerda que te he dicho que primero debes aprender lo que NO tienes que hacer, y es más importante de lo que crees. En medicina, hay una máxima que reza *«Primum non nocere»*, es decir, «lo primero es no hacer daño», vamos, que es mejor no liarla que acertar. No recetaré a un paciente un antibiótico al que sea alérgico. Todos aprendemos así, yo el primero. Dime antes lo que NO tengo que hacer y luego ya me convertiré en un genio.

En la pérdida de peso y el control de la diabetes pasa lo mismo: encontrarás mucha información por internet. Alguna está bien y otra no es más que una sarta de tonterías. **La lección: deja de invertir recursos en lo inútil. Primero, no la cagues.** Muchas veces lo más práctico es usar la vía negativa, es decir, alcanzar la verdad a base de descartar la paja que te encuentras por el camino. Por ejemplo, es mucho mejor no fumar un paquete de tabaco que seguir una alimentación perfecta. Es mucho mejor no beber cinco cubatas que dormir ocho horas.

Es mucho más conveniente no desayunar que zamparse tres magdalenas con colacao.

Hay muchos obstáculos que te impiden perder peso y controlar la diabetes. Nuestro entorno es un **ambiente obesogénico**, y eso significa que está diseñado para que sea más fácil ser obeso que estar en forma; por ejemplo, es mucho más sencillo tomar el ascensor que subir por las escaleras, es mucho más ejecutable desplazarte en coche que en bici.

Otra de las dificultades que me encuentro en las personas con las que trabajo son sus convicciones acerca de lo que es posible o no o sobre cómo se pierde peso o no. Y una de las creencias más arraigadas es que para adelgazar hay que comer sin grasas.

¿POR QUÉ COMER SIN GRASAS NO FUNCIONA?

La creencia de que la grasa es mala procede de los años ochenta. Desde entonces, todos los médicos hemos cogido manía a las grasas y hemos recomendado a la gente que las reduzca, priorizando los hidratos de carbono. El motivo es porque, en años anteriores, se hicieron una serie de investigaciones que observaron que las grasas saturadas se asociaban a un aumento de las enfermedades cardiovasculares. El más famoso es el *Estudio de los siete países*, que concluyó justo eso.[1] Si observas que en una población aumenta el consumo de grasa saturada y los infartos al mismo tiempo, quizá llegues a una conclusión: toda grasa es mala. Es decir, tomas la parte por el todo y metes todas las grasas en el mismo saco. Además, probablemente tampoco tengas en cuenta que una cosa es correlación y otra es causalidad.

Te pondré un ejemplo: imagínate que, en tu barrio, los ladrones solo roban cuando llueve ¿Dirías que quien te ha desvalijado la casa ha sido el agua de la lluvia? Por supuesto que no, han sido los ladrones. Que dos eventos se produzcan al mismo tiempo no significa que uno sea la causa del otro. Es decir, el origen del robo son los ladrones, no la lluvia, aunque estos roben cuando llueve. ¿Comprendes? Pues con las grasas saturadas pasa lo mismo: que su aumento esté correlacionado con el incremento de infartos no significa que comer grasas saturadas sí o sí vaya a causar infartos, sino que es posible que haya factores de riesgo que no se puedan controlar en los estudios.

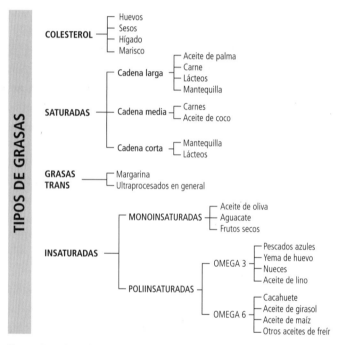

Figura 27. Tipos de grasas. Fuente: elaboración propia.

Ciertamente, las grasas saturadas aumentan el colesterol. Si fueran las únicas o las más abundantes en tu dieta, podría haber un aumento de la mortalidad.[2] A día de hoy sabemos que este aumento de la mortalidad depende más del patrón global de tu alimentación y de las cantidades de cada nutriente que de la mera presencia de uno de ellos. Es decir, no todas las grasas son malas ni las podemos señalar como el demonio. En ese sentido, la grasa saturada es poco probable que sea mala para la salud siempre y cuando cumplamos correctamente las bases de una buena alimentación, como veremos en el capítulo 9. Por eso, no cometas el error de meter todas las grasas en el mismo saco. Hay dos tipos de grasas: saturadas e insaturadas (que a su vez se dividen en monoinsaturadas y poliinsaturadas). Además, se pueden añadir el colesterol y las grasas trans, que también veremos.

Las grasas saturadas son sólidas a temperatura ambiente, como el aceite de coco, la mantequilla o la grasa de origen animal. Dentro de las insaturadas, se distinguen las monoinsaturadas, líquidas a temperatura ambiente, como el aceite de oliva, la grasa de los frutos secos o la del aguacate; y las poliinsaturadas, del tipo omega-3 u omega-6, que se encuentran, sobre todo, en los pescados azules o en la yema del huevo. Las saturadas pueden subir el colesterol en la sangre (de hecho, lo hacen), pero las mono y poliinsaturadas tienden a bajarlo. Por eso, decir que las grasas son malas sin tener en cuenta el patrón de dieta global de una persona carece de evidencia científica. Además, prescindir de las grasas no te hará ningún favor respecto a la diabetes o la pérdida de peso.

Las grasas perjudiciales para la salud son las que llamamos «trans», las de origen industrial. Las detectarás si lees en la etiqueta de los productos «total o parcialmente hidrogenadas». En la alimentación, estas grasas conviene reducirlas al máximo porque están relacionadas con infartos, ictus, etc.

Comer alimentos ricos en grasa, siempre de forma moderada y si sabes controlar las cantidades y la calidad de los alimentos, tiene muchos beneficios para la diabetes. Te los enumero a continuación:

1. **Aportan una textura sabrosa y cremosa a las comidas.** No añadir grasas, además de hacer las comidas más insípidas, provocará que te llenes menos.

2. **Aunque son los macronutrientes que aportan más calorías, no significa que te hagan engordar**; recuerda que eso solo pasará si estás en superávit calórico. No debes prohibirte la grasa, sino tener en cuenta su cantidad.

3. **Son una fuente de vitaminas y micronutrientes superimportante.** Por ejemplo, el aceite de oliva virgen extra es grasa pura y dura, pero se ha demostrado que es un gran aliado para controlar la glucosa. Por otra parte, es un componente fundamental de la dieta mediterránea al que se atribuyen beneficios en la reducción del riesgo cardiovascular, es decir, el que tienes de sufrir un evento cardiovascular: infarto del corazón, del cerebro (ictus) o de las extremidades (enfermedad arterial periférica).

4. **Retrasan la subida de la glucosa en sangre.** Las comidas con mayor aporte de grasa, comparándolas con las que aportan más carbohidratos, producen un aumento de la glucosa de forma paulatina, más sostenida y predecible. Por eso, tomar la leche desnatada te subirá más rápido el azúcar. La leche entera no solo te sacia más, sino que conserva gran parte de las vitaminas que se pierden al quitarle la grasa. Ojo, eso no quiere decir que los lácteos desnatados sean malos. El problema está en tomarlos porque pienses que sin grasa son mejores que con ella; en algunos casos eso puede perjudicar más que beneficiar.

5. **Las grasas poliinsaturadas incluyen ácidos grasos esenciales de tipo omega-3 y omega-6.** «Esenciales» significa que no los puedes producir en el organismo a partir de otros sustratos, sino que tienes que incorporarlos a través de la alimentación. Es como los aminoácidos: algunos son esenciales y solo puedes obtenerlos de la comida. Por eso es importante consumir estas grasas. Probablemente hayas oído decir que el omega-6 es malo, que inflama, pero eso no es exactamente así. El omega-6 es un precursor de una serie de sustancias que activan la cascada de la inflamación en el organismo, pero esto solo pasa si se dan dos condiciones:

a) Si hay motivos para la inflamación: una herida, fumar, tener resistencia a la insulina, obesidad, hipertensión arterial, etc.

b) Si tienes el omega-6 en una ratio muy superior a la del omega-3, lo que provoca el efecto contrario.

Es decir, el problema no es el omega-6, sino su desequilibrio respecto al omega-3; de hecho, se calcula que en los países occidentales se consume veinte veces más omega-6 que omega-3. Con la grasa saturada sucede lo mismo: la grasa saturada no es mala en sí misma; el problema aparece cuando, debido a un alto consumo de ultraprocesados y a una mala alimentación en general, la grasa saturada está en desequilibrio respecto a otro tipo de grasas. **El consumo excesivo de omega-6, grasas saturadas y grasas trans empeora el colesterol en sangre (no tanto el colesterol que ingerimos con la alimentación).**

Dentro de los omega-3 hay dos tipos de ácidos grasos que te sonarán, EPA y DHA, con importancia antiinflamatoria y que influyen en la formación y función del cerebro.

Dentro de los omega-6 se encuentran aceites que en general son poco recomendables y que deberías sustituir por el de oliva. Me refiero a los conocidos como aceites vegetales o «aceites de freír»: de maíz, canola, girasol (salvo el alto oleico), soja, cártamo, etc. Cuando se usan para freír, se oxidan con muchísima facilidad, lo que quiere decir que, si los consumes, te inflaman el cuerpo. Lo ideal es no freír; usa mejor el horno o el microondas para cocinar. Si tienes que freír algo, utiliza aceite de oliva; aunque también se oxida, lo hace en mucha menos proporción que los de tipo omega-6.

¿Y qué pasa con el colesterol?

Otras grasas, como el colesterol, también son importantes para el organismo porque permiten la formación de hormonas como la vitamina D, el cortisol, la testosterona, los estrógenos, la progesterona, la aldosterona, etc. Lo que quiero que te quede claro es que algo que tiene una función biológica en el cuerpo no puede ser malo en sí mismo. Eso sí, cuando el colesterol supera unos límites, se convierte en un factor de riesgo cardiovascular. En el ámbito del estudio del colesterol, aún existen una serie de interrogantes y verdades que conocemos a medias recogidos en las últimas guías de la Sociedad Europea de Cardiología:[3]

a) Si nunca has tenido un evento cardiovascular (prevención primaria), en la actualidad el colesterol se trata con pastillas a partir de 190 de LDL o si el colesterol total supera los 310.

b) Si has tenido un evento cardiovascular (prevención secundaria) o tienes una insuficiencia renal muy avanzada o diabetes con complicaciones, tu colesterol LDL objetivo pasa a ser inferior a 55, según las guías actuales.

c) Si hace más de diez años que tienes diabetes sin complicaciones, tu colesterol LDL objetivo es inferior a 70, según el caso. Aquí se puede negociar el llegar hasta 100, según la persona.

Algo muy importante es estimar el riesgo cardiovascular global de la persona en cuestión para decidir si se trata el colesterol o no. Para ello se usan las tablas de SCORE. Estas tablas indican el riesgo de tener un evento cardiovascular a diez años vista. Si el riesgo es superior al 5 %, es alto. Entre el 1 % y el 5 % sería un riesgo moderado, y menos del 1 % sería un riesgo bajo.

Existe un SCORE específico para personas con diabetes: el SCORE-2 diabetes. Este cálculo tiene en cuenta el sexo, la edad, los valores habituales de tensión arterial, el colesterol total, si fumas o no, la glucemia, la hemoglobina glicosilada y la región geográfica (buenas noticias, a los españoles nos consideran de bajo riesgo cardiovascular). Mete todos estos datos en una calculadora —puedes buscarla en internet poniendo: «calcular riesgo cardiovascular con SCORE»— y obtendrás tu riesgo. Te recomiendo utilizar la calculadora de la Fundación Española del Corazón.

En fin, hay una verdad cada vez más clara: **cuanto más alto es el colesterol LDL, peor**. El mejor perfil parece estar dentro de unos límites que rondan los 70-130, pero que lo tengas en más de 130 no quiere decir que haya que tratarlo.

No podemos dejar que el colesterol se dispare porque aumenta el riesgo de morir infartado, y si tienes una diabetes con un mal control, peor me lo pones. La buena noticia es que, si aplicas los consejos de este libro, no solo perderás peso y controlarás mejor la diabetes, sino que también te bajará el colesterol sin tener que tomar pastillas.

Vamos a imaginarnos un iceberg en cuya punta tenemos el tabaco, la edad, el sexo masculino, el colesterol, la hipertensión, la obesidad o la diabetes para apreciar si la persona tiene un riesgo aumentado de infartarse o no. Aparentemente, menos el sexo y la edad, el resto de los factores se pueden modificar, así que hoy la medicina intenta tratarlos con todas las pastillas y cirugías habidas y por haber. A pesar de que la mortalidad por enfermedad cardiovascular (infartos) se ha reducido en las últimas décadas, el éxito en lo que se refiere a calidad de vida está siendo nulo. Cada vez nos morimos más tarde, sí, pero en peores condiciones.

Por eso nos centramos en la punta del iceberg cuando decimos: «Tómese estas pastillas para el azúcar y el colesterol»; «Bueno, para adelgazar, coma sin grasas»; «Lo mejor es que se quite el azúcar para controlar la diabetes»; «Tómese bien las pastillas para la tensión».

Siempre apuntamos a la punta del iceberg, y por eso a la actual medicina hospitalaria y asistencial le está pasando lo mismo que al Titanic: se ha dado de lleno contra el iceberg porque no ha visto su profundidad, y ahora se está hundiendo. Todo lo que hay bajo la punta del iceberg está causando las

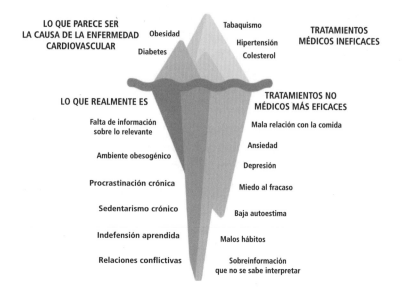

Figura 28. El iceberg de la enfermedad cardiovascular. Fuente: elaboración propia.

patologías cardiovasculares, y hasta que no pongas remedio a las raíces del árbol, la planta no dará buenos frutos.

En los capítulos anteriores vimos que cuando estamos en una situación de sobrepeso y diabetes, el hígado se vuelve un cañón lanzador de bolas de grasa a la sangre. Estas llevan al colesterol en su interior. Ese es el verdadero peligro: el hígado cual tenista pegando bolazos que impactan en los quitamiedos de la carretera, tus arterias. Por eso, como dicho colesterol es producido por el propio hígado, de poco te va a servir eliminar el colesterol de la dieta o comer sin grasa. Lo que tienes que hacer es cambiar tus hábitos para que el déficit calórico sea algo sostenible en tu día a día en lugar de hacer una dieta estricta que abandonarás en dos semanas. Calma, solo quedan dos capítulos para saber cómo se obra la magia, y la espera vale la pena, te lo aseguro.

Total, cuando nos damos cuenta de que lo de comer sin grasa no ha funcionado mucho a lo largo de la historia, buscamos al siguiente culpable: los carbohidratos. En la actualidad, según el foro que abras, verás a mucha gente que afirma que inflaman, engordan, suben la insulina, dan picos de glucosa..., y que todo eso es malo.

La nutrición del siglo XXI se ha convertido en una lucha de partidos políticos. Parece que no se intenta buscar la verdad mediante la ciencia y la experiencia, sino que el objetivo es defender a capa y espada un modelo de alimentación como si fuera el Barça o el Madrid. Dentro de esta lucha, hay personas moderadas y forofas. Las primeras se conforman con culpar al azúcar pensando que así se solucionará el problema. Por su parte, las dogmáticas critican por igual a todos los hidratos de carbono. Todos son el enemigo, sin excepción. Veamos si estas propuestas tienen sentido.

¿POR QUÉ COMER SIN AZÚCAR NO FUNCIONA? ¿SON BUENOS LOS PRODUCTOS LIGHT?

La medicina tradicional siempre ha sido muy *carb-lover*, a veces hasta un punto casi irracional, y ha recomendado dietas con un 60 % de hidratos de carbono a sujetos sedentarios para todas las condiciones y situaciones. Pero una cosa es eso y otra muy distinta es lo que hay ahora: el azúcar es el enemigo.

Ya hemos visto que el azúcar es un carbohidrato simple compuesto por glucosa y fructosa que puede tener diferentes rutas metabólicas dentro del organismo. La cuestión es que, en un sujeto sano, con buenos hábitos y que realiza suficiente ejercicio, es poco probable que sea malo echarle un azucarillo al café de la mañana. No suele afectar. Es más, piénsalo así: si el placer de echarle medio azucarillo al café te permite llevar una alimentación basada en verduras, legumbres, frutos secos, aceite de oliva, huevos, carnes y pescados de calidad... ¿Es buen negocio o no? Claro que lo es. ¿Dónde hay que firmar? El problema es ver el árbol y no el bosque.

Con el auge de las bebidas y productos light, zero o sin azúcar, los estudios han sido claros al respecto. No se ha demostrado una mejora de la salud —ni en cuanto al peso ni por lo que se refiere a los niveles de glucosa a largo plazo— en sujetos que sustituyeron sus refrescos azucarados por bebidas sin azúcar o light. Es más, lo que se ve en muchos de los estudios realizados es que puede contribuir al empeoramiento de la obesidad. A esto se le llama «causalidad reversa»: ¿Engordan los productos light, o es que sus mayores consumidores son las personas que quieren adelgazar? Es difícil saberlo con estudios en los que no se controlan las variables.[4]

Los productos light se caracterizan por su menor contenido calórico respecto al producto convencional. Este tipo de alimentos contienen una serie de edulcorantes artificiales exentos de calorías que imitan el sabor dulce, pero sin impacto en las calorías totales ingeridas. Entre los estudios de intervención los resultados son muy dispares: algunos encuentran resultados positivos con respecto al adelgazamiento porque no se aumentan las calorías totales, pero otros no son tan alentadores. Bajo mi punto de vista, la vida real, fuera del mundo académico, es más complicada.

> **Nota:** Podemos diferenciar dos tipos de **edulcorantes**, los que no contienen calorías y los que sí. Los primeros serían los que todos conocemos: la sacarina, la sucralosa, el aspartamo, el ciclamato y el acesulfamo potásico. Por otro lado están los edulcorantes que sí contienen calorías. Merece la pena mencionar los **polialcoholes**, que proceden de la fermentación de azúcares simples y terminan en –ol: sorbitol, xilitol, maltitol, eritritol, etc.
>
> Ten cuidado con estos últimos cuando vayas al supermercado. Si ves que la etiqueta de algún producto indica «Sin azúcar», lo más seguro es que contenga estos edulcorantes para reproducir el sabor dulce. El problema no es que sean

> malos, sino que el hecho de ingerirlos en una cantidad muy alta, especialmente el **maltitol**, puede provocar diarreas o flatulencias excesivas con efecto dosis-dependiente. Así que atento a las etiquetas y no te atiborres de estos productos pensando que son más sanos. ☺

En la vida real se producen muchas situaciones que los científicos con bata del laboratorio no pueden controlar: nivel de estrés, ansiedad, prisas porque no llego al trabajo y me como lo primero que pillo… Esos detallitos son los que, al final, marcan la diferencia. La única forma de controlarlos es con un cambio en el estilo de vida. Sobre todo, no intentes que sea perfecto, jamás lo será. Por eso, parchear el problema de los productos con azúcar creando productos sin azúcar es poco probable que funcione. Seguimos igual. Aunque la mona se vista de seda, mona se queda.

Eso no significa que debamos recomendar a la gente que consuma refrescos o productos ricos en azúcar, ya que son poco saciantes e incrementan la palatabilidad de los alimentos, lo que hace que se coma más de lo que se necesita. A pesar de eso, estas intervenciones demuestran que la problemática de la pérdida de peso, el control de la glucosa o la mejora de la salud van más allá de la restricción de un único alimento, en este caso, el azúcar.

Los productos azucarados son solo una pieza más del gran puzle del sobrepeso. Si no mueves el resto de las piezas, es decir, si te limitas a reducirlos a la mínima expresión, no conseguirás nada. Voy a ponerte un ejemplo muy claro que se aprende de la práctica con pacientes: en muchísimas ocasiones, las personas consiguen adelgazar y bajar sus niveles de glucosa sin hacer dieta e incluyendo pequeños placeres azucarados en su día o semana. Por ejemplo, comerte una o dos onzas de chocolate con frutos secos el día que cumplas con tu entrenamiento y plan de alimentación. Eso tiene cabida, sin duda.

Otro ejemplo puede ser darte el lujo de salir a comer fuera tu plato favorito el domingo si los otros seis días has seguido tu plan de alimentación y ejercicio. Cuentas, con una media de tres comidas al día, son veintiuna a la semana. ¿En serio piensas que por saltarte una comida o dos de veintiuna no verás resultados? Claro que no. Es más, comerte un trozo de la tarta del cumpleaños de tu sobrino quizá no sea lo más perfecto, pero sí lo más sano a nivel mental y lo más adaptativo en ese momento. Recuerda que no es lo mismo excepcional que habitual.

¿Comer alimentos integrales es más sano?

Como muchas personas ya están alertadas de los «graves problemas» que causa el azúcar en la alimentación, he decidido saltar a otro tema, los carbohidratos integrales. Me refiero a los cereales y sus derivados: pasta, pan, harinas, cereales de desayuno, galletas, etc. Siempre se ha dicho que son más sanos, pero no olvides que el término «integral» se refiere a la mayor o menor integridad de la fibra alimentaria presente en ese cereal en cuestión. La fibra es el escudo protector del carbohidrato.

Los cereales integrales, como contienen más fibra que los que no lo son, mejoran la saciedad y contribuyen a reducir la ingesta calórica; por lo tanto, sobre el papel podrían ayudar a controlar el peso. Pero ojo, esto tiene truco.

Para saber si te estás comiendo un alimento integral de verdad, fíjate en la etiqueta. **Si no pone «Harina integral de…», no es integral de verdad.** Seguramente lo indique en el envase, pero en la etiqueta leerás «Harina de trigo», «Harina de centeno» o «Harina de… » (inserta cereal). La harina es el producto derivado del cereal. Al refinarla, se desprende de la fibra y, mediante el procesamiento industrial del pan, se puede obtener un color marronáceo, lo que hace que lo confundamos con un cereal integral.

Pero que el pan tenga ese color no significa que sea integral. Para saberlo, debemos leer la etiqueta. Es como si te compras un mueble «integral» en Ikea, lo pagas como «integral», pero luego viene por piezas, aunque en el envase lo veas montado. No señor, no cuela. Cuando te lo venden por piezas, es harina refinada: le quitan la fibra y, por lo tanto, los carbohidratos se vuelven de rápida absorción.

A pesar de ello, aunque comer cereales integrales sea mejor que alimentarse con harinas refinadas, pasa lo mismo que con las grasas. Al igual que zamparte un sanísimo aguacate no significa que esté exento de calorías, comerte un pan integral (aunque sea de verdad) tampoco es sinónimo de comer sano (pero tampoco de insano), ya que todo dependerá de cómo sea tu patrón de alimentación global. Al final, estás comiendo hidratos de carbono, y eso impactará de forma parecida en tus niveles de glucosa. Por lo tanto, necesitarás insulina para metabolizarlo. En cuanto al peso, como el balance calórico final siempre determinará que engordes o adelgaces, dará igual si el cereal es integral o no. Como verás más adelante, la calidad de los alimentos importa, desde luego, pero las cantidades importan todavía más. Al menos si tu objetivo es perder peso y bajar la glucosa.

¿POR QUÉ PROHIBIR TODOS LOS CARBOHIDRATOS NO FUNCIONA?

Muchas personas con diabetes o las que quieren perder peso han recurrido a la dieta cetogénica para adelgazar o bajar los niveles de glucosa. Esta dieta es la máxima expresión de la restricción de carbohidratos, como ya has visto en capítulos anteriores. Tengo que reconocer que, a corto plazo, es muy efectiva, desde luego, tanto que hay personas que parece que hayan contraído matrimonio con ella. Son absolutos fanáticos. Solo tienes que ver sus perfiles en las redes sociales.

¿Es bueno o malo este tipo de alimentación? La dieta cetogénica, como su nombre indica, tiene el objetivo de alcanzar la cetosis por la restricción de hidratos de carbono. Las personas que la siguen postulan que el estado de cetosis es el ideal para el organismo, ya que la insulina se mantiene en bajas concentraciones en sangre y el cerebro se alimenta de los cuerpos cetónicos producidos por el hígado ante la deprivación de glucosa. La cetosis, por lo tanto, se alcanza cuando estos cuerpos cetónicos se elevan en la sangre a partir de la grasa que se quema.

Los líderes más radicales de este movimiento defienden que la mejor dieta es esta porque ayuda a perder peso con facilidad. Sostienen también que los hidratos son perjudiciales para la salud, ya que generan picos glucémicos que inducen la toxicidad en los vasos sanguíneos. Además, opinan que los únicos hidratos de carbono que deberían consumirse son los de las verduras. Algunos subgrupos de esta tribu nutricional suelen demonizar las frutas por generar picos de glucosa. Atacan también a las legumbres, ya que tienen una serie de antinutrientes, como las lectinas, a los que achacan propiedades proinflamatorias sin fundamento científico. El único caso en que las legumbres estarían contraindicadas sería por intolerancia alimentaria, pero no por rutina, ya que son alimentos superrecomendables.

Contra toda la ciencia, también afirman que el colesterol elevado no es un factor de riesgo cardiovascular y que lo que importa es no tener inflamación crónica de bajo grado, lo cual es bastante cuestionable.

Dicho esto, no todo lo que afirman está mal: señalan que es importante que los triglicéridos estén bajos y el colesterol, HDL elevado. Es cierto que este patrón es deseable y protector a nivel cardiovascular, pero no hay evidencia científica sólida de que esta dieta funcione a largo plazo para perder peso y que sea la única que pueda promover este patrón. Tampoco se ha demostrado que sea segura a largo plazo para la diabetes, y mucho menos que pueda aplicarse fuera de los laboratorios.

Por otra parte, el colesterol elevado que inducen estas dietas puede ser problemático, ya que aumentan los eventos cardiovasculares. En muchos estudios se ve que no solo suben el colesterol LDL, sino también la Apo-B, un marcador que indica que no solo está subiendo el colesterol, sino también el número de partículas que lo transportan.[5] Esto último puede ser más relevante para determinar la mayor o menor probabilidad de sufrir un evento cardiovascular.[6] Además, el colesterol LDL no se mide en la analítica, sino que se calcula mediante una ecuación (la fórmula de Friedewald). En este sentido, las Apo-B son más fiables, ya que se comprueban en la sangre. Usemos una metáfora: las Apo-B son como un barco y el colesterol LDL es la mercancía que transporta. El mayor riesgo cardiovascular está asociado a tener más barcos que mercancía, pero las analíticas convencionales solo miden la mercancía, no el número de barcos. Aun así, parece que existe una correlación directa entre las Apo-B y el colesterol LDL: cuanto más sube uno, más sube el otro. Esto es así salvo en un subgrupo de personas llamadas «discordantes».

- Discordantes Apo-B alta + LDL-c bajo = alto riesgo cardiovascular.
- Discordantes Apo-B normal/baja + LDL-c alto = bajo riesgo cardiovascular.[7]

Existen personas sanas y deportistas a las que, en la analítica, les sale alto el colesterol cuando reducen los hidratos de carbono. Este subgrupo se conoce como **lean mass hyper-responders**, suele cumplir el perfil de LDL-c alto, y la Apo-B puede ser más variable (en algunos casos alta y en otros normal). No me preocupa especialmente, pero me da pánico el perfil que tiene el supuesto LDL-c bajo control, pero las Apo-B altas. Este es el de riesgo de infartarse. Si decides hacer una dieta cetogénica, controla siempre estos marcadores en tus analíticas y déjala si la Apo-B te sube por encima de niveles normales.

Dieta cetogénica y diabetes

La teoría es muy bonita, pero en la práctica hay personas con diabetes tipo 1 que ingresan en el hospital por cetoacidosis diabética tras empezar la dieta keto porque adelgaza o mejora los niveles de azúcar. Además, puede producir trastornos de la conducta alimentaria en personas que, de por sí, tienen que seguir un enfoque rígido en la alimentación, como las que padecen diabetes tipo 1. La ceto puede inducir hipoglucemias sostenidas, y la persona con diabetes tipo 1 que la practique de forma prolongada puede perder la sensibilidad a las hipoglucemias (algunos la siguen y no tienen síntomas con la glucemia en 30 mg/dl. Las consecuencias de todo esto es algo que hoy la ciencia aún no conoce.

Que una persona con diabetes tipo 1 no note las hipoglucemias es un grave problema que puede llegar a ser letal. Imagínate que tienes la glucosa por debajo de 20 y que tu organismo no despierta la respuesta adrenérgica con adrenalina, cortisol y hormona del crecimiento ni te sube la glucemia para salvarte la vida. Mucho ojito con este tipo de dietas. No te digo que no la puedas seguir de forma puntual si tienes diabetes tipo 1, pero deberías monitorizar muy bien las cetonas en sangre. En fin, el riesgo de cetoacidosis está ahí si no hay un correcto manejo de la insulina, que es la hormona que frena la cetogénesis o producción de cuerpos cetónicos.

Lo que recomendaría en personas con diabetes en general es una dieta baja en hidratos o *low carb* (100-150 g de carbohidratos al día) llevada de forma flexible, ya que en estos casos puede aportar más beneficios. Un metaanálisis de veintitrés ensayos clínicos comparó la dieta cetogénica con una dieta moderadamente baja en hidratos de carbono en 1.357 personas con diabetes tipo 2. A los seis meses hubo una mayor tasa de reducción de la hemoglobina glicosilada, por debajo del 6,5 %, en personas que habían seguido la dieta *low carb* respecto a la cetogénica. Uno de los motivos que se aducen es que probablemente una genera más adherencia que la otra, y la adherencia siempre gana en el largo plazo. Por eso es muy importante que cualquier plan de alimentación se haga de forma flexible y tenga en cuenta que, en la vida, dos más dos no siempre son cuatro.[8]

En cuanto a la diabetes tipo 1, todavía hace falta más investigación que en la tipo 2 para estandarizar mejores recomendaciones, pero parece que las dietas *low carb* funcionan bastante bien, siempre y cuando se lleven con coherencia, se seleccionen bien los alimentos y se adapten al estilo de vida del paciente. Y lo mejor de todo: no hace falta meterse en un convento. Dicho esto, no creo que hacer dieta cetogénica como tal sea el enemigo de la diabetes tipo 1. De hecho, si se sigue de forma puntual y está bien llevada, no tiene por qué dar problemas, siempre y cuando se trate de personas:

- Con una buena relación con la comida (no son muchas).
- Con una buena educación diabetológica y que sepan ajustar la insulina a los hidratos que van a comer.
- Que, si aparece una enfermedad aguda, sepan manejar la insulina, porque, si no, es cetoacidosis segura.
- Que no mantengan hipoglucemias sostenidas de más de un 5 % fuera del rango (en el capítulo siguiente aprenderás lo que es el tiempo en rango, un parámetro de gran importancia cuando llevamos un sensor de glucosa).

En el caso de la diabetes tipo 2, la dieta cetogénica no tiene estos riesgos, ya que se produce insulina, y eso frenaría la excesiva producción de cuerpos cetónicos. Esto es así excepto si el paciente toma un grupo de fármacos llamados **iSGLT-2**. Sin embargo, en la actualidad sabemos que la diabetes tipo 2 se puede revertir tanto con una dieta alta como baja en hidratos de carbono siempre que haya un déficit calórico y entrenamiento de fuerza. Por lo tanto, ¿para qué seguir una alimentación que suele tener una baja adherencia a largo plazo, con su consecuente efecto rebote cuando se abandona? En mi opinión, llega un punto que pierde el sentido. Lo más beneficioso es buscar la adherencia a la alimentación, o cualquier método fracasará. Por mi experiencia y práctica clínica, lo que suele dar mejor resultado es una alimentación flexible y no restrictiva, como veremos luego.

> **Nota:** Los iSGLT-2 son fármacos que hacen orinar la glucosa porque bloquean un transportador del riñón (SGLT-2) que la recapta a la sangre. Uno de sus efectos adversos conocidos es la cetoacidosis euglucémica, y por eso deben suspenderse si el paciente comienza una dieta cetogénica. Ejemplos de iSGLT-2 o fármacos que lo contengan son Synjardy, Jardiance, Forxiga, Xigduo, Invokana o Vokanamet.

Otros riesgos de la dieta cetogénica

Hay que valorar otra cuestión: en las dietas ceto se tiende a abusar de las carnes rojas. No hay ningún problema por comerlas de vez en cuando (en las personas que las consuman, claro), pero eso no significa que sean la base de la alimentación. Hay gente que sigue la dieta cetogénica y cada día come beicon, ternera, jamón… En la actualidad, los estudios observacionales nos indican que la carne roja tiene una asociación leve con algunos tipos de cáncer, incluso la carne no procesada.[9]

Probablemente haya muchos sesgos a la hora de interpretarlos, pero parece que la forma de cocinar la carne también influye mucho. No es lo mismo la carne a la parrilla (produce un montón de nitrosaminas y otras aminas heterocíclicas asociadas a un aumento del riesgo de cáncer) que la que se prepara al horno, donde no se producen estos compuestos. Por otra parte, no es lo mismo la carne procedente de una agricultura sostenible que la de una granja de ganadería intensiva.

PROHIBIR ALIMENTOS TAMPOCO FUNCIONA

En cualquier caso, te recomiendo que reduzcas el consumo de carne roja a una o dos veces por semana y que no fundamentes tu alimentación en ella. Prioriza las blancas: pollo, pavo, conejo... Pero ten en cuenta que hay un montón de alimentos ricos y sabrosos que contienen proteínas. Lo ideal es llevar una dieta sin alimentos prohibidos, basada en alimentos de origen vegetal, saludable, y cuanto más variados, mejor. Así nunca tendrás la sensación de estar a régimen.

Otro problema de estas dietas es que son poco sostenibles en el tiempo porque, por definición, son restrictivas. Te hacen sentir que estás a régimen porque «esto no te lo puedes comer o saldrás de la cetosis». Son muchos los alimentos que debes evitar si quieres entrar en cetosis: pan, macarrones, espaguetis y todo tipo de pasta, cereales, arroz, legumbres, la mayoría de las frutas y, por supuesto, cualquier cosa que lleve azúcar. Además, si los comes, te señalarán como un maldito yonqui del azúcar. Ese será uno de los términos con los que intentarán degradarte y ningunearte para creerse moralmente superiores por la dieta que siguen y por los niveles de hemoglobina glicosilada que tienen.

He visto a muchas personas que han seguido la dieta cetogénica y luego les ha aumentado la ansiedad por la comida, para, al final, recuperar el peso perdido y empeorar el control de la glucosa. ¿De qué les ha servido tanto sufrimiento para volver al mismo punto? ¿No les hubiera salido más a cuenta ser flexibles desde el primer momento e ir avanzando paso a paso, a través del cambio de hábitos? La dieta ceto no te enseña a comer, no te ofrece herramientas. Lo único que te dice es: «Esto no lo comas, que es malo, y aquello tampoco, que tiene azúcar y es el enemigo». Es normal que tengas ansiedad por la comida si sigues estas dietas porque, si alguna vez te apartas del redil cuadriculado en el que te meten, te sentirás hecho un asco por haber salido de la cetosis, por tener un pico de glucosa o por haber comido azúcar, que eso inflama. Por no hablar del deseo excesivo que tendrás por comerte un dulce que, tarde o temprano, acabará en atracón, lo que te generará una relación tóxica con la comida.

Otra desventaja de la ceto es que, al empezarla, puede generar síntomas adversos, aunque es posible corregirlos si se sigue una adecuada suplementación de micronutrientes y una buena hidratación. Me refiero a la llamada «gripe ceto», en inglés, *keto flu*, que provoca síntomas pseudogripales, como un resfriado, y que padecen algunas personas que se inician en la dieta de forma brusca. Al principio, con la bajada de la insulina por no comer carbohidratos, se pierde peso muy rápido, lo cual genera una gran motivación entre los usuarios, pero este peso perdido no es de grasa (lo que al final te interesa), sino de agua y glucógeno, ya que los músculos y el hígado se van vaciando de depósitos de hidratos de carbono. Al bajar la insulina, los riñones captan menos agua y sodio, y se baja de peso. Muy sencillo.

Esta minideshidratación se corrige tomando algo más de sal, potasio y magnesio para que no se produzcan las bajadas de tensión que pueden generar estos síntomas. La gripe ceto se da más en personas que no están cetoadaptadas, es decir, que no están acostumbradas a funcionar con cuerpos cetónicos. La cetoadaptación es un proceso por el cual el cuerpo se acostumbra a quemar grasas en las mitocondrias en vez de glucosa, mediante la producción de cuerpos cetónicos a través de las reservas de grasa de los michelines. Puedes llegar a la conclusión errónea de que, por quemar más grasa para producir energía en vez de glucosa, perderás más peso: craso error. El peso lo pierdes con el déficit calórico. Si la dieta cetogénica no te deja en déficit, no adelgazarás: quemarás grasa, pero no la perderás en el cómputo global. O sea, da igual, Pascual. Con una dieta más alta en hidratos también perderías peso sin problema, no necesariamente tiene que ser ceto. Para cerrar este capítulo me gustaría citar una declaración del investigador en diabetes y obesidad Christopher Gardner sobre la dieta cetogénica:

«Cuanto más reduces los carbohidratos, más estás eliminando grupos enteros de alimentos que se consideran muy ricos en nutrientes y saludables. ¿Qué tiene esta dieta que la hace tan persuasiva como para que renuncies a algunos de los principios fundamentales de la salud y la nutrición?».[10] Pues eso, nada más que añadir.

Además, y lo he visto en muchas ocasiones, hay personas que defienden este tipo de dietas porque piensan que tener picos de glucosa es malo, así que deciden retirar todos los hidratos de carbono de la alimentación. Vamos a explorar un poco más el tema de los picos de glucosa, porque también tiene miga. En la actualidad se han inventado unos sensores de glucosa que nos la pueden monitorizar todo el día. Exploremos su lado oscuro.

7

¿Hay que tener la glucosa plana?

Los sensores de glucosa están de moda. En mi especialidad, la endocrinología, constituyen una herramienta fundamental en el tratamiento de los pacientes, ya que aportan una información de valor incalculable para ayudarlos a ajustar sus dosis de insulina. Son un avance tecnológico que hoy no nos planteamos no tener.

Sin embargo, desde mi punto de vista, los sensores de glucosa son como un cuchillo: se puede usar para cortar queso o para matar gente. En la actualidad hay muchas personas sanas sin diabetes o pacientes con diabetes sin insulina que los están usando, y esto puede traer más problemas que beneficios cuando no se saben interpretar los datos. Se han puesto de moda porque, supuestamente, hay que tener la curva de la glucosa plana todo el tiempo. Es decir, tener picos de glucosa es malo. Antes no existía esta complicación porque no había sensores, pero ahora se ha convertido en el problema de salud pública número uno.

¿QUÉ SON LOS PICOS DE GLUCOSA?

Aún no hay una definición unánime de lo que es un pico de glucosa, pero tenemos un rango objetivo de los niveles. Si nos mantenemos ahí la mayor parte del tiempo, podemos decir que tenemos la glucosa controlada. Este rango es el siguiente:

¿HAY QUE TENER LA GLUCOSA PLANA?

- Glucemia entre 45 o 50-140 mg/dl en pacientes sin diabetes.

- Glucemia entre 70-180 mg/dl en pacientes con diabetes. El tiempo que pasamos dentro de este intervalo se conoce como **tiempo en rango (TIR)**. Se ha demostrado de forma consistente en múltiples estudios que cuanto más prolongado sea este tiempo, mejor. Lo ideal es que sea mayor al 70 %, pero cuanto más, mejor. A mayor porcentaje, menores complicaciones crónicas de la diabetes aparecen.

Podríamos entonces considerar *grosso modo* que tener un pico de glucosa negativo para la salud sería superar los 180 mg/dl dos horas después de una comida en pacientes con diabetes o los 140 mg/dl a las dos horas si no la tenemos. **Repito: a las dos horas.** No vale en cuanto comes, porque a la insulina no le ha dado tiempo a actuar. Cuando superamos estos niveles, hablamos de hiperglucemia, glucosa alta en la sangre. Cuanto más tiempo pasemos fuera de este rango, más aumentarán las complicaciones de la diabetes. Por eso me gusta más hablar de tiempos en rango que de picos de glucosa.

Esto se da porque **las fluctuaciones en los niveles de glucosa son normales**. Picos hay todo el rato: más altos o más bajos, más grandes o más pequeños. Nadie tiene la gráfica plana todo el tiempo, a no ser que no coma absolutamente nada de hidratos de carbono y haga deporte a una buena intensidad. Y ni siquiera así. De hecho, aunque no sufras de diabetes, si te pones un sensor de glucosa y haces ejercicio a una intensidad alta, notarás el pico. Te lo digo por experiencia.

Como soy una persona curiosa, me puse un sensor para hacer la prueba. Los datos fueron claros: cuando comía hidratos de carbono, tenía picos de glucosa, pero luego bajaba (y bastante) antes de que pasaran dos horas. Eso es lo normal y fisiológico. Recuerdo que me comí una palmera de chocolate y me

148 EL PROBLEMA

fui casi a 200 mg/dl al instante, pero también me bajó inmediatamente a niveles normales. Según las teorías actuales, sería inaceptable. Pues no, es la fisiología, así funciona el cuerpo. Me volvió a subir la glucosa mientras hacía CrossFit —ya sabes que los ejercicios de alta intensidad la suben, a los que no tenemos diabetes también—, por lo tanto, no todos los picos son negativos, y menos si se dan en el contexto del ejercicio.

¿HAY QUE TENER LA CURVA DE LA GLUCOSA PLANA?

En su best seller *La revolución de la glucosa*,[1] Jessie Inchauspé sostiene que «los hidratos de carbono dan picos de glucosa, los cuales causan enfermedades en nuestras arterias». Además, según la autora, «los hidratos elevan la insulina, y eso nos hace engordar». Por eso afirma que lo que hace que todo mejore es que «la glucosa esté recta en la gráfica y que no se hagan picos». Para ello propone estrategias como «comer los hidratos arropados», incluirlos al final de la ingesta o tomar vinagre de manzana antes de las comidas. En el libro afirma que la gente que sigue sus consejos pierde peso porque aplanan esas gráficas.

Lo que no comenta Jessie Inchauspé es que lo que genera las complicaciones de la diabetes no son los picos como tal, sino el hecho de tener la glucosa alta todo el tiempo: la hiperglucemia crónica sostenida y que el tiempo en rango sea menor al 70 %. En el libro hay varios errores de concepto:

1. **Si no estás en déficit calórico, no perderás peso.** Me da igual lo plana que tengas la curva de la glucosa; la pérdida de peso no se debe a que la gráfica esté más plana sino a que, de un modo u otro, la persona ha acabado en un déficit calórico sostenido, y este déficit es sencillo cuando introduces más vegetales y proteínas en la comida. Es más, si te comes un plátano con crema de cacahue-

te (grasa), no te dará un pico de glucosa, pero aumentarás considerablemente las calorías diarias y eso te puede llevar a engordar. Recuerda: el balance calórico manda si quieres adelgazar.

2. La única forma de almacenar la fructosa no es la grasa, sino que también puede convertirse en glucosa y formar glucógeno, como vimos en capítulos previos.

3. La diabetes tipo 2 no se revierte al aplanar la curva de la glucosa, sino al eliminar el exceso de grasa visceral y aumentar la masa muscular para poder almacenar la glucosa como glucógeno. Que la gráfica de glucosa sea más plana no significa que se haya revertido la resistencia a la insulina.

4. Cualquier pico de glucosa superior a 30 mg/dl no tiene por qué ser algo negativo, como sostiene la autora. Lo verdaderamente peligroso es tener una hemoglobina glicosilada alta, un TIR inferior al 70 %, y asociar resistencia a la insulina (con o sin obesidad). Esto es lo que verdaderamente me preocupa de la diabetes, no los picos aislados. En definitiva, **no digo que los picos de glucosa no importen, pero no son lo fundamental, y menos en una persona que suela hacer ejercicio**.

5. El problema en la diabetes (y realmente en la población en general) no es que la glucosa nos suba rápido cuando comemos, sino la pobre capacidad de nuestro cuerpo para gestionarla debido a nuestra lamentable forma física. Hablaremos de esto cuando explique lo que es el índice glucémico.

En fin, en el libro *La revolución de la glucosa* hay más errores y afirmaciones tajantes que podrían como mínimo matizarse. Lo único que quiero que comprendas es que la glucosa no necesariamente ha de estar plana todo el rato para tener un buen control de la diabetes y perder peso. Te pondré un ejemplo: si te comes una pieza de fruta —sanísima, por mucho que la quieran demonizar porque contiene azúcar—, tendrás un pico de glucosa. Y eso no es malo, es normal. Otro ejemplo: si haces un entrenamiento de alta intensidad, te dará un pico, y eso no es malo, es normal. Pretender no tener picos de glucosa sería como pretender no sudar cuando hace calor. Imposible.

A pesar de esta crítica, no me parece que el libro *La revolución de la glucosa* dé malos consejos ni que sea pseudociencia; tiene contenido que aporta valor, pero, para mi gusto, es demasiado glucocentrista y dietocentrista. Si lo lees, pensarás que la dieta es responsable del 90 % de los resultados, y eso ya le gustaría a más de uno. Prioriza la alimentación hasta el punto de proponer **acciones absurdas** como:

- Comer un sándwich deconstruido y dejar el pan para el final.
- Beber un vaso de agua con vinagre (mira mi cara de asco) antes de comer un plato de pasta.
- Hacer sentadillas como un loco después de comer hidratos, con la papilla aún en la boca.

En fin, me harto de ver a diario a personas con diabetes que tienen la glucosa bastante plana en la gráfica y un sobrepeso importante, pero no por ello están más sanas. De hecho, querer que la glucosa esté siempre plana puede generar lo que se conoce como **glucorexia** (obsesión con que la glucosa esté plana en la gráfica). Sobre la glucemia y lo recta que sea la gráfica influyen muchísimos factores, y la nutrición es solo uno de ellos. Hay muchos más: ejercicio, descanso, actividad física, zona donde se inyecta la insulina, hora del día, nivel de estrés, etc. Es decir, no todo depende de ti. Y si tu autovaloración viene determinada por un número en la pantalla, estás jugando a un juego peligroso.

No se trata de que te olvides de la diabetes, pero tampoco tienes que vivir por y para ella a cada instante. Eso te provocará una mala relación con la comida, contigo y con la diabetes, y te condenará a vivir siempre a dieta. Una cosa es decidir que vas a reducir la proporción de hidratos de forma estratégica para controlar mejor uno de los factores que afectan a la glucemia, como son los carbohidratos, y otra muy distinta los radicalismos de «Come cero hidratos», «La gráfica tiene que estar recta o todo está mal», «Los picos de glucosa son siempre malos» o «Si no tienes la glicosilada en un 5 %, lo estás haciendo mal». Esto no lleva a buen puerto.

Mi consejo: en vez de obsesionarte con picos de glucosa aislados, asegúrate de tener una variabilidad glucémica y un tiempo en rango dentro del objetivo. Si lo miras en contexto en vez de fijarte en picos aislados, tomarás decisiones más sabias respecto a la diabetes. Si no tienes diabetes o no tienes que usar insulina, llevar un sensor es una tontería como una casa.

A pesar de estos argumentos, habrá personas que sigan obsesionadas con bajar la glucosa y controlar los picos. Se pierden entre alimentos de bajo índice glucémico porque les han dicho que suben menos la glucosa que los que lo tienen alto. Vamos a explorar este tema, que también tiene lo suyo.

¿QUÉ IMPORTANCIA TIENE EL ÍNDICE GLUCÉMICO DE LOS ALIMENTOS?

El índice glucémico es un marcador que indica con qué rapidez te sube la glucosa en sangre cuando comes un alimento en comparación con el que la aumenta más rápido (glucosa pura o pan blanco, con un índice de 100). Muchas personas piensan que tomar alimentos de índice glucémico bajo basta para controlar la diabetes y perder peso por un motivo parecido al que sostiene la autora del libro *La revolución de la glucosa*.

Las recomendaciones en nutrición no se pueden basar en el índice glucémico porque, en muchas ocasiones, eso nos llevará a error.

> Que un alimento tenga un índice glucémico más bajo no significa que sea más sano.

Por ejemplo, las patatas fritas de bolsa tienen un índice glucémico más bajo que las normales, y no por ello decimos que las de bolsa son más sanas… Es mucho más importante que aprendamos a distinguir qué alimentos son más convenientes y, luego, a aplicar la moderación con los que no lo son tanto, pero sin prohibirlos. Y esto no solo pasa con las patatas, sino con otros muchos alimentos, como los que te detallo en esta tabla:

Alimento original	Índice glucémico	Alimento en versión procesada	Índice glucémico
Patata	85-90	Patatas fritas de bolsa	< 70
Arroz blanco cocido	70-85	Arroz frito	60-70
Maíz	55-60	Tortitas de maíz industriales	50-55
Mango	55-60	Mango deshidratado	40-50
Banana	60-70	Banana chips (fritas y azucaradas)	65-75

Si quieres aprender a comer y saber qué alimentos son los mejores, debes ir un paso más allá. Lo veremos en su apartado correspondiente en el capítulo 9.

¿HAY QUE TENER LA GLUCOSA PLANA?

Considerando todo esto y poniendo las cosas en su contexto, es cierto que hay trucos para reducir el índice glucémico de los alimentos, de manera que la glucosa se absorba más despacio y provoque menos picos. Pero cuidado, una cosa es usar estos trucos con estrategia para que aporten algo a tu vida y otra cosa es vivir por y para ellos, que es lo que hace la mayoría de la gente, sin tener en cuenta los principios generales sobre el cambio de hábitos. Eso es lo que generará resultados a largo plazo. Al final, caemos en el dietocentrismo y lo echamos todo a perder.

Recuerda que los trucos son solo eso, trucos, no principios sólidos. Es cierto que te ayudarán a no tener picos de hiperglucemia, o a reducirlos, y está bien saberlo, pero si no aprendes a comer bien, a hacer ejercicio y a moverte más, los beneficios que obtendrás serán muy pobres. Algunos **trucos para retrasar la absorción de la glucosa** son los siguientes:

- **Añadir a las comidas suficiente verdura.** Gracias a la fibra, tienen la capacidad de retrasar la absorción de la glucosa.

- **Aumentar la ingesta de proteínas y grasas** respecto a los carbohidratos atenúa los picos glucémicos. Pero recuerda que esto no significa que los carbohidratos sean el enemigo, ni mucho menos. Solo con seguir estas dos primeras recomendaciones aumenta la saciedad y se reduce la ingesta calórica. Con ello se pierde grasa corporal y se reduce la resistencia a la insulina. Eso es lo que hace mejorar la glucosa. Sin tener que obsesionarse con los picos.

- **Comer los alimentos crudos** en vez de cocidos hace que la glucosa se absorba más lentamente (por ejemplo, las zanahorias).

- **Cocinar las fuentes de hidratos de carbono** —como patata, arroz o pasta— y luego enfriarlas para volver a calentarlas antes de comerlas. Este proceso genera almidón resistente (AR) y ralentiza la absorción de la glucosa. Además, este AR es un tipo de fibra muy apetitosa para nuestras bacterias intestinales.

- **Añadir vinagre de manzana como aliño** puede retrasar la absorción de la glucosa y generar más sensación de saciedad por el efecto del acetato. Cuidado con pasarse de dosis (no más de 30 ml), ya que el ácido acético del vinagre puede desgastar el esmalte dental con ingestas repetidas.

- **Salir a caminar después de comer** hace que la glucemia se reduzca y que el pico se atenúe. Y sobre todo: entrena en condiciones.

En fin, si has llegado hasta aquí, ya sabrás que comer poco y prohibir alimentos no es la mejor solución a largo plazo. Ha llegado el momento de resolver el problema: ¿cómo generamos los buenos hábitos que nos hacen bajar de peso y controlar la glucosa? Y no solo eso, ¿cómo mantenerlos en el tiempo de forma fácil y sencilla? Eso es justo lo que vamos a ver en la tercera parte.

TERCERA PARTE

La solución

8

No necesitas fuerza de voluntad, necesitas hábitos

Recuerdo cuando Paqui tomó la decisión de entrar en mi programa, la Academia de Diabetes Online, para que la ayudáramos a perder peso. No paraba de repetir lo mismo que me dicen todas las personas que quieren adelgazar pero han fracasado en sus múltiples intentos: «No tengo fuerza de voluntad. Si no, aguantaría todas las dietas que hago».

Cuando me dicen esta frase, siempre contesto lo mismo: «¿Tendrías fuerza de voluntad para aguantar latigazos en la espalda?». Normal que no la tengas, yo tampoco la tendría. Nadie tiene fuerza de voluntad para aguantar que lo torturen. Por eso abandonas todas las dietas que empiezas. No es porque no tengas fuerza de voluntad, sino porque son insostenibles. La regla de oro es que, si no te ves haciendo algo toda la vida, mejor no lo empieces. Tarde o temprano, lo abandonarás y volverán los kilos que pertenecían a tu estilo de vida anterior.

Me gusta decir a mis pacientes que sustituyan el «No tengo fuerza de voluntad» por el «Aún no he encontrado el sistema correcto para conseguirlo». La primera frase te desempodera, pero la segunda te convierte en un humilde aprendiz que quiere hacer las cosas bien. La primera no te lleva a ninguna parte y te hace caer en la soberbia de «La teoría me la sé». No, no te sabes la teoría, porque, si no, no suspenderías el examen.

¿Qué sucede cuando te consideras una persona sin fuerza de voluntad? Pues que actúas como quien piensas que eres.

No quieres traicionar tu identidad. Por eso te da miedo el cambio. Por eso y porque no quieres volver a pasar por el sufrimiento de ponerte a dieta. Lo entiendo. Y acabas diciendo aquello de «Ya me pondré» o «Quizá en otro momento, cuando esté mejor». Son autoengaños. Nunca será el mejor momento para nada. Seamos sinceros: siempre encontrarás algo que anteponer a ti mismo. Y a esto se le llama «procrastinar».

Procrastinas cuando padeces la enfermedad de *lodejoparaotromomentitis*. Se produce cuando llevas toda la vida diciendo que tienes que empezar a hacer algo, aunque nunca lo haces. Te cuentas la milonga de que en algún momento lo harás, pero pasan los años y sigues en el mismo punto. Y todo por miedo al cambio. Lo entiendo, es normal, pero debes saber que ese miedo procede de haber llevado a cabo actos temerarios para perder peso y controlar la diabetes en el pasado. No quieres volver a pasar por ahí. Pero tranquilo: ahora aprenderás algo totalmente diferente para perder peso y controlar la diabetes sin sufrir ni morir en el intento.

¿Qué es la fuerza de voluntad?

La fuerza de voluntad es una gran desconocida. Está para que hagas lo que no te apetece, no lo que te gusta. Para eso, no la necesitas. Los hábitos cotidianos se realizan con todo menos con fuerza de voluntad; pones el piloto automático, y muchos de ellos los haces sin darte cuenta.

Imagínate que quieres sacar el coche de una pendiente y tienes el freno de mano echado. Justo detrás de ti está aparcado el Lamborghini del mafioso de tu barrio, y sabes que suele cabrearse si el viento le acaricia la carrocería… Solo tienes una oportunidad para sacar el vehículo de la cuesta porque, si te descuidas, se te irá hacia atrás y le rayarás el Lambo a tu colega, el Mafias. ¿Cómo lo harías? Si eres como yo, con un nudo en la garganta.

NO NECESITAS FUERZA DE VOLUNTAD, NECESITAS HÁBITOS

Pues esta situación es la que vives cada día que estás dieta y tienes miedo a saltártela o a comer esas cosas que se supone que no debes. Además, para más inri, no solo tienes que sacar el coche de la cuesta un día... Imagínate que la situación se repite a diario. Esa es tu vida a dieta: el miedo continuo a fracasar porque sientes que, si te apartas un pelín de ese redil cuadriculado, lo estás haciendo mal. Eso hace que te hables (que te machaques) de un modo que no le permitirías a nadie.

Nadie puede tener fuerza de voluntad con algo que es un suplicio. Piensa en alguien que todos sabemos que tiene mucha fuerza de voluntad, por ejemplo, Rafa Nadal. ¿Crees que las proezas deportivas que ha conseguido han sido gracias a un terrible sufrimiento? En su biografía, explica justo eso: «Si no me hubiera encantado el tenis, no habría soportado los entrenamientos con mi tío».[1] Nadal, por seguir con el ejemplo, juega al tenis porque le encanta, y aunque tenga momentos en los que deba tirar de fuerza de voluntad, le apasiona su deporte y por eso tiene la fuerza necesaria para afrontar los momentos difíciles. Si el tenis le pareciera un rollazo absoluto, le aburriera o le hiciera sufrir más que disfrutar, ten por seguro que abandonaría a la primera de cambio, como tú con las dietas.

Cuando estaba en Medicina, recuerdo que había días que me pasaba catorce horas estudiando en mi habitación o en la biblioteca. Mis padres y amigos me decían que podía hacerlo porque tenía una fuerza de voluntad prodigiosa. Pero la verdad no era esa: lo cierto es que me encantan la medicina y mi trabajo, y por eso lo hago. Al final, cuando repites algo muchas veces, es inevitable que te vuelvas bueno en eso. Pero si la medicina me pareciera tediosa y un peñazo infumable, la dejaría, sin duda. De pequeño me apuntaron a una banda de música, pero dejé de tocar el clarinete porque no me gustaba. Nunca fui bueno para ello. Recuerdo que, a los ocho años, suspendí la prueba de acceso al conservatorio por no saber tocar las palmas. En fin, soy tan humano como tú. Hay cosas que me dan una pereza increíble, y cometo errores. Todos los días. La diferencia está en que aplico la fuerza de voluntad cuando hay que aplicarla, no todo el rato. Eso es imposible. En general, la gente que tiene más fuerza de voluntad es la que menos ha de usarla.

La fuerza de voluntad se gasta si se toman decisiones durante todo el día. ¿Por qué crees que cedes ante la bolsa de Doritos por la noche mientras ves Netflix, y no por la mañana? Justo por eso, porque al final del día tienes menos fuerza de voluntad. Si quieres desarrollarla, debes crear hábitos para hacerlos en modo automático, de manera que tu cerebro no tenga que pensar. Si piensa, gasta energía. Si gasta energía, es menos probable que crees el hábito. Si no creas el hábito, no pierdes peso ni bajas la glucosa.

Por lo tanto, no es cuestión de fuerza de voluntad, sino de estrategia, de sistema, y no de arranques de motivación que luego caen en balde. El conferenciante Emilio Duró suele decir: «Solo hay algo peor que un tonto, un tonto motivado». Pues con este sistema de cambio de hábitos pasaremos de ser ese tonto *motivao* a un astuto estratega.

¿Por qué nos da pereza hacer las cosas?

Aviso a navegantes: aunque tengas un sistema bien definido, te seguirá dando cierta pereza hacer las cosas. Es normal, a mí también me pasa. A pesar de eso, hay trucos muy buenos para vencer la pereza, pero será mucho más sencillo cuando tengas el hábito bien instaurado.

Por lo general, las cosas nos suelen dar pereza por tres razones:

1. **Nos ponemos objetivos imposibles** y preferimos no alcanzarlos a sentir la frustración de no conseguirlo.

2. **Nos ponemos objetivos demasiado fáciles** que nos aburren y, por eso, los abandonamos.

NO NECESITAS FUERZA DE VOLUNTAD, NECESITAS HÁBITOS   161

3. **Pensamos que debemos hacerlo todo perfecto siempre**, y tenemos la estúpida creencia de que nos tiene que salir bien a la primera. ¡Craso error!

En su libro *Fluir* (*Flow*).[2] Mihaly Csíkszentmihalyi (lo sé, es complicado de pronunciar) describe un concepto muy interesante: la **zona de flujo**. Se refiere a ese estado maravilloso en el que parece que el tiempo se borra, donde solo estás tú y la tarea que debes realizar. Avanzas sin apenas dedicarle energía mental. El autor define este estado como la felicidad suprema, estar en el momento presente con la experiencia óptima. Mihaly afirma que, para llegar a ese estado, necesitamos alcanzar un **equilibrio entre la dificultad y la facilidad**. Es decir, ponernos objetivos asequibles, pero que a su vez tengamos que hacer algo mínimo para alcanzarlos. De ahí procede el arte de marcarse objetivos, que es el primer paso que debes seguir si quieres cambiar de hábitos: definir exactamente lo que quieres cambiar.

¿CÓMO MARCARNOS OBJETIVOS?

Los seres humanos somos criaturas de hábitos. Todo lo que nos haga cambiar los que ya hemos adquirido tiende a hacer que nos resistamos a esa nueva actividad que nos hemos propuesto. Por eso he comentado antes que los nuevos hábitos nos dan pereza, de manera que no los ponemos en práctica o los abandonamos pronto. Por otra parte, el cambio de hábitos suele fracasar por la falta de claridad en lo que queremos.

Una vez que sabes que hay que comenzar por hábitos asumibles y asequibles, tienes que pasar a la segunda parte de la ecuación. Ahora la clave es que seas lo más específico posible con tus objetivos. Para ello, debes marcarte lo que se llaman **objetivos SMART**. Se trata de cambiar tus hábitos de una forma tan paulatina que lo hagas sin apenas darte cuenta. En los pacientes con diabetes, se ha visto que esta manera de establecer objetivos puede bajar los niveles de hemoglobina glicosilada.[3]

Estos objetivos nos ayudan, por decirlo así, a ponerle al burro la zanahoria delante para que sepa cuál es el camino. Necesitamos una guía para movernos por el mundo y no ir como pollos sin cabeza. Si no la tenemos, empezamos a procrastinar. Spoiler: al final, nunca lo hacemos. SMART es un acrónimo inglés que indica qué componentes deben tener tus objetivos para que aumente la probabilidad de que los cumplas, y deben estar todos para que sean objetivos claros. Si no lo son, procrastinarás seguro. Definamos cada componente:

- **S de específico (*specific*).** Tu objetivo debe ser lo más concreto posible para que sepas lo que tienes que hacer. En este sentido, adelgazar o bajar la glucosa no son objetivos concretos. Ejemplos: «Adelgazar diez kilos» o «Bajar un punto la hemoglobina glicosilada».
- **M de medible.** Debes tener herramientas que te permitan comprobar si te estás acercando a tu objetivo porque, de lo contrario, te frustrarás y te perderás por el camino. Por eso no basta con pasar por la consulta del médico y hacerte analíticas cada tres o seis meses. La medición debe ser semanal o diaria, según los parámetros que quieras medir. Lo que no se puede medir, no se puede mejorar. Además, si no los mides, te desmotivarás porque no verás tu avance ni sabrás dónde poner el foco si tienes que plantear alguna solución. Ejemplos de métricas que debes registrar si quieres perder peso y controlar la diabetes serían el peso en ayunas cada semana o cada dos, el perímetro de cintura medido a la altura del ombligo, el perímetro de los brazos y las piernas, los pasos que das al día, la intensidad del ejercicio, las calorías de las comidas y los gramos de hidratos de

carbono, los datos de tu sensor de glucosa (si lo usas), la glucemia capilar por las mañanas (si tienes diabetes tipo 2, no hace falta que sea a diario), etc. En definitiva, hay muchos datos que se pueden medir cada día, semana o mes para comprobar tu progresos. Si no lo mides, seguro que no mejorarás.

- **A de alcanzable.** Si crees que no eres capaz de conseguir tu objetivo, no pondrás en práctica las acciones necesarias para lograrlo. Es una pena: suelo encontrarme con personas que han seguido ya tantas dietas restrictivas que, cuando les planteo un proceso alcanzable, dudan hasta de su sombra y no emprenden este camino porque consideran que un nuevo fracaso sería la gota que colmaría el vaso. Una vez más, el miedo al dolor vuelve a ser mayor que el placer de superarse y mejorar. Además, las dietas estrictas siempre ponen objetivos imposibles de conseguir, como «Perder cinco kilos en una semana o dos» o «Perder diez kilos en un mes». Fisiológicamente hablando, es imposible. La mayoría de estos propósitos tendrán un efecto rebote. Por lo tanto, además de alcanzable, añadiría que el objetivo debe ser razonable o factible. Perder diez kilos en dos semanas no lo es.
- **R de retador y realista.** El objetivo debe suponer un reto y a la vez debe ser posible de alcanzar. Si no lo es, es porque la persona no cuenta con las habilidades necesarias para llegar hasta ahí. Si eso ocurre se desmotivará y abandonará. Aun así, debe tener un componente de reto o ilusión que la mantenga activa en el proceso. Cuando algo es muy fácil, solemos perder el interés. Es como cuando tenías que elegir entre el chico que pasaba de ti y el que se moría por tus huesos ¿A quién le hacías más caso? Seguramente al que te lo ponía difícil pero sabías que podrías conquistarlo. Pues con esto pasa lo mismo.

164 LA SOLUCIÓN

- **T de temporal (*time-bound*).** Tu objetivo debe tener una fecha de inicio y de fin, pero no en el sentido de que controlar la diabetes y perder peso se convierta en un objetivo, como la operación bikini, sino que deberás marcarte objetivos trimestrales o semestrales para luego, cuando pase ese tiempo, dedicarte a otro objetivo que vaya en línea con lo que has logrado en el trimestre o semestre anterior.

Ahora que ya conoces todas las siglas, un ejemplo de objetivo SMART sería: «Quiero perder siete kilos y bajar mi hemoglobina glicosilada un 1 % en los próximos tres meses».

Esto, que ahora te puede parecer un mundo, no es un objetivo difícil de conseguir. De hecho, es bastante sencillo. Ahora bien, debes seguir la metodología adecuada para que luego no tenga efecto rebote. Por eso insisto: **la clave para saber si una metodología es adecuada para ti es preguntarte si lo que estás haciendo hoy podrías mantenerlo toda la vida**. Si la respuesta es que sí, vas por el buen camino. Si es que no, el efecto rebote está garantizado.

Ya conoces el primer paso para cambiar de hábitos: marcarte objetivos realistas, alcanzables, que te ilusionen, y establecer una fecha de inicio. En algunos casos, también será bueno que te marques un *deadline* (fecha límite). Ahora lo único que puede evitar que des el primer paso es lo que te dices: tus excusas.

La *excusitis*, la enfermedad más prevalente del siglo XXI

Las excusas son el producto más barato del mercado: se venden al por mayor a precios ridículos. Por eso todo el mundo las compra, ya que, además, adornan muy bien el jardín. Puedes decorar tu casa todo lo que quieras, pero no perderás peso ni controlarás la diabetes hasta que, en lugar de cambiar los adornos, modifiques sus pilares.

En este momento, tienes dos opciones: cambiar de hábitos a lo burro o hacerlo con estrategia. Te recomiendo la segunda. Para conseguirlo, debes convertirte en un ninja, sigiloso pero letal en las distancias cortas, y conocer bien a tu enemigo para ser capaz de derrotarlo. Sé consciente de que intentará sabotearte con mil y una excusas. Las más comunes son estas:

- **«No tengo tiempo».** Todos sabemos que lo tienes, pero debes sentarte a ver qué puedes dejar de hacer para incluir en tu vida las acciones que has decidido implementar. Eso requiere cambiar de hábitos y dedicar un tiempo a pensar, lo que pasa es que te resistes. Por eso lo más fácil es decir «No tengo tiempo», pero debes saber que no es más que tu cerebro intentando protegerte, aunque te deja siempre en la misma posición.

- **«Cuidarse es caro».** Excepto en situaciones en las que no se tenga dinero (es decir, personas que vivan en el umbral de la pobreza y que hagan cola para recoger comida en comedores sociales), todos sabemos que, si ahorraras un tanto al mes, dejaras de pagar determinadas cosas que no te aportan nada o no vivieras por encima de tus posibilidades, con el tiempo podrías pagar lo que quisieras. Nadie suele tener dinero para comprarse una casa o un coche a tocateja, así que casi todo el mundo está hipotecado. La gente no se compra lo que puede permitirse, sino lo que quiere. En estos casos, nadie se corta al pedir un préstamo. No es congruente decir que no tienes dinero para comprar comida saludable y que luego te lo gastes en un móvil de más de mil euros. Muchas veces no es un problema de dinero o de que las cosas sean caras, sino de prioridades.

- **«Estoy cansado».** Todos sabemos que, si te organizaras para hacer el ejercicio a una hora en que estés menos cansado, podrías cumplir con tu propósito. Además, como ya sabes, en la diabetes tipo 2 y la obesidad, hay un daño en las mitocondrias, que son las que producen energía. Cuanto menos te muevas, más cansado te sentirás, y al revés, cuando empieces a moverte (aunque sea cansado o sin ganas), menos agotado estarás.

- **«Tengo que limpiar la casa, luego lo haré».** Todos sabemos que limpias para eludir el hábito que tienes que adquirir, no por necesidad. La solución es priorizar las tareas importantes sobre las superfluas.

- **«Ya soy mayor para esto».** Sabes que hay personas mayores que tú y en peores condiciones que se cuidan y están más sanas porque respetan sus hábitos. No envejeces y por eso te cuesta moverte, sino que, al evitar el movimiento, envejeces más rápido.

- **«Es muy difícil. ¿Para qué intentarlo?».** Esta es la peor excusa. Si te la crees, no llegarás lejos. Para combatirla, recuérdate todo el rato que, si no cambias, la situación en la que estás será más dolorosa que el esfuerzo que debes hacer para cambiar.

- **«Entre la menopausia y el tiroides, ya no puedo hacer nada, así que para qué intentarlo».** Como ya hemos visto, esta es una mentira como un piano. Hay muchas personas con menopausia e hipotiroidismo que consiguen perder peso, controlar la diabetes y evitar efecto rebote.

- **«Tengo que cuidar de mis hijos, que son pequeños».** El ejercicio y la actividad física se pueden hacer en casa e incluso hacer partícipes a tus hijos. De este modo, te ayudarás tanto a ti como a tu familia.

- **«Tengo que cuidar de mis padres».** ¿Y quién ha dicho que ir a casa de un familiar a cuidarlo implique pasarse la tarde sentado en el sofá con esa persona? ¿No puedes salir a pasear o hacer ejercicio con ella?

Recuerdo a Carolina, una de mis alumnas de la Academia de Diabetes Online. Por entonces, tenía que ocuparse de su madre, que padece la enfermedad de Alzheimer. Al principio, le costaba la vida hacerlo todo. Aun así, poco a poco, y siguiendo tanto mis indicaciones como las de mi equipo, logró perder peso, verse mejor que nunca y sentirse más fuerte. De ese modo, logró ser más útil para su familia, ya que, si su madre se caía al suelo, se veía con fuerzas para levantarla. También lo notaba cuando conseguía sacar la silla de ruedas del coche con mayor facilidad. Antes, con varios kilos de más encima, todo era mucho más complicado... Es absurdo pensar que el tiempo que dedicas a cuidarte se lo quitas a otras personas, ya que luego repercute en un mejor entorno social y familiar. Y lo más importante es que, cuando la gente perciba tu cambio, te preguntará cómo lo has hecho porque querrá ser como tú.

- **«El médico me ha prohibido que coja peso».** Esto puede ser cierto a corto plazo. Es normal que, tras una cirugía de abdomen o traumatológica, por ejemplo, tengas que guardar un tiempo de reposo relativo, pero eso no significa que seas sedentario. De hecho, está demostrado que, tras una cirugía, lo mejor es andar y moverse lo antes posible para prevenir trombosis y otras complicaciones, por lo que el movimiento y el ejercicio mejora los resultados, no al revés. Además, algunos médicos lo dicen para curarse en salud, por si luego pasa algo, pero debes saber que, una vez pasa un tiempo prudencial tras la cirugía, los riesgos de no moverte y no hacer ejercicio son mayores que los de hacerlo.

- **«Es que me duelen la espalda y las rodillas».** Con más razón. Se ha demostrado que el ejercicio de fuerza mejora los dolores de muchas clases, incluyendo el de espalda y rodillas. Lo que más dolor causa en las articulaciones es el exceso de peso cuando cae sobre ellas sin masa muscular que lo soporte. Si no haces ejercicio por miedo a que te duelan las articulaciones, a la larga tendrás una artrosis que, en muchos casos, necesitará una prótesis. También se ha probado que, si no pierdes peso antes de ponerte una prótesis, con el tiempo te irá mucho peor, e incluso a veces el dolor se mantiene. Mucho cuidado con esto.

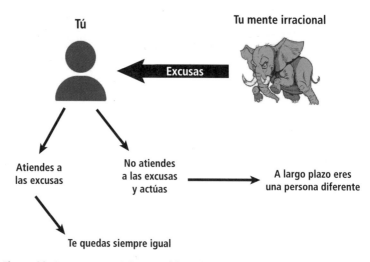

Figura 29. Las excusas y tú. Fuente: elaboración propia.

Una vez visto el gráfico, te lanzo la siguiente pregunta: ¿qué prefieres, quedarte toda la vida comprándole el discurso a tu cerebro o hacer algo diferente y cambiar? Si te decantas por lo segundo, sigue leyendo.

TIENES UN SABOTEADOR INTERNO
QUE TE ESTÁ JODIENDO LA VIDA

En tu cabeza, hay una voz parlanchina que no deja de decirte: «¿Y si pasa... (inserta miedo)?». Eso lo llamo *isisitis*. El miedo juega con este mecanismo: te plantea las situaciones más improbables para que las vivas de verdad y te las creas. En la era paleolítica, este mecanismo de supervivencia nos salvaba de una muerte segura: «¿Y si entro en esa cueva oscura y hay un oso gris que me hace pedacitos?». En aquella época, plantearte esta pregunta tenía sentido, pero ahora no. En este instante, la duda es: «¿Y si empiezo a hacer ejercicio y me hago daño? ¿Y si intento adelgazar y fracaso?». Esta *isisitis*, lejos de salvarte la vida, te está matando.

Se trata de que te des cuenta de que tienes un saboteador interno. Es más gracioso cuando le pones nombre a la vocecita que intenta sabotearte. A la mía, la llamo Paquito. Hay una metáfora muy buena para explicar la relación que mantienes con tu Paquito particular: el jinete y el elefante. Procede del libro *La hipótesis de la felicidad*, del psicólogo Jonathan Haidt,[4] en la que defiende que tenemos dos tipos de cerebro: uno racional (tú) y otro límbico-emocional (Paquito).

Si te fijas en el esquema de las excusas que hemos visto antes, el elefante no está ahí por casualidad. Es porque Paquito, tu cerebro emocional, tiene la fuerza de un paquidermo. Cuando se cabrea, su máxima expresión son los ataques de pánico o ansiedad. Puede torturarte todo lo que quiera, a no ser que aprendas a calmarlo fortaleciendo al jinete. Los hábitos que voy a presentarte de aquí en adelante te servirán para alcanzar esos dos objetivos: por un lado, darle poder a tu jinete (o sea, a tu ser racional) y, por el otro, reducir la fuerza de tu Paquito. Eso te ayudará a perder peso y controlar la diabetes con mayor facilidad.

Tienes que entender que lo único que le importa a Paquito es tu supervivencia, no tu felicidad, ni tu bienestar, ni tu pérdida de peso. Lo que quiere es que vayas a ver al Real Madrid con una cerveza porque tiene un funcionamiento muy básico: evitar el dolor y buscar el placer. *Carpe diem*. Disfruta el momento, el mañana ya vendrá. Mientras estás leyendo, seguro que te dice: «No hagas caso a este médico, solo dice tonterías. Tómate tu pastillita, que con eso estás muy bien». Así es como juega este sinvergüenza, pero tu papel es reeducarlo.

Para ello, lo primero es ser consciente de que existe y de que no eres tú. En psicología, esto se conoce como *mindfulness* o «atención plena». En la filosofía estoica se llamaba «prosochê», y los yoguis se refieren a esto como «reconocer el ego»: darte cuenta del engaño es el primer paso. Si lo logras, serás consciente de que tienes un saboteador interno que no eres tú, así que lo primero que debes hacer es dejar de creer en lo que te dice, aunque te haga sentir mal. Y te aseguro que te hará todas las jugarretas posibles para que sigas creyendo en él, te pondrá todas esas excusas y te provocará *isisitis, esqueítis* y *lodejoparaotromomentitis*.

SI QUIERES MONTAR AL ELEFANTE, CAMBIA TU IDENTIDAD COMO JINETE

Vamos a hacer la prueba para que te des cuenta de que esto es así. Plantéate el objetivo de perder diez kilos este año: tendrás que hacer ejercicio tres veces por semana y reducir tu consumo de alcohol. Ahora escucha: ¿qué te dice tu cerebro? ¿Lo oyes? Pues esa voz no eres tú, sino Paquito en estado puro. No quiere que cambies, porque eso significaría que él también tendría que cambiar. De hecho, voy más allá: cambiarás cuando seas lo suficientemente fuerte como para doblegar a Paquito.

Y ahora puede que te estés preguntando: «¿Pero no has dicho que lo que tengo que hacer es ejercicio, moverme más, comer sano y dejarme de dietas que me prohíban alimentos? ¿Desde cuándo esto va de montar elefantes?».

Eso es. A nivel superficial, es lo que tienes que hacer. Pero para que esos nuevos hábitos se mantengan en el tiempo —que al final es lo que da resultados—, necesitas fortalecer a tu jinete. Es decir, a ti. Debes cambiar tu diálogo interno o tu identidad, la forma en que te ves, te sientes y te hablas. Si solo mantienes estos hábitos una semana o dos, no obtendrás resultados. Es lo que hace todo el mundo y luego lo deja. Lo único que te resultará será domar a Paquito, tu mente irracional, para que deje de sabotearte con sus múltiples armas.

Todos tenemos un Paquito que nos sabotea. Incluso Rafa Nadal. Y yo también, pero hace años dejé de creer en él, y seguro que te sorprende saber que eso fue lo que me cambió la vida. Hasta ese momento, había creído en lo que me decía Paquito de muchas maneras, y al final nunca hacía nada, es decir, no cambiaba. Pero lo conseguí cuando transformé mi diálogo interior para dejar de hacerle caso.

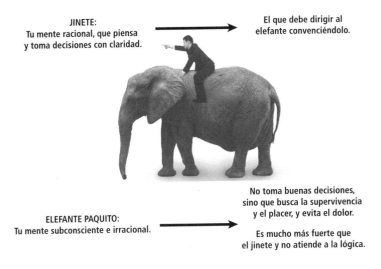

Figura 30. Doma a tu mente. Fuente: elaboración propia.

Si yo lo conseguí, tú también puedes acabar domesticando a tu elefante. Con cuidado y paciencia, pero, sobre todo, con mucho cariño. Como te he dicho, tienes que convertirte en una especie de ninja, sigiloso pero astuto. La clave está en engañar a Paquito las suficientes veces como para que no se dé cuenta de lo que estás haciendo y que, al final, acabes domándolo. Sería como aguantar las rabietas de un niño. Cuando lo domes, podrás usar la fuerza de voluntad con mayor facilidad.

Te pondré otro ejemplo para que veas por qué estos hábitos se tienen que cambiar de este modo. Es como cuando alguien empieza a fumar. Al principio es un asco: el humo del tabaco hace toser, está malo y deja la boca hecha una suela de zapato. Además, se gasta dinero a mansalva año tras año. Entonces, podría parecer que, tras ese primer impulso negativo, la persona quedaría disuadida de seguir fumando, pero el cerebro es tremendamente plástico y adaptable, así que, a fuerza de repetición, termina haciendo que el cigarro que antes le daba asco sepa bien o le calme la ansiedad. Les pasa también a los que trabajan en las alcantarillas: cuando llevan unos días ahí metidos, se acostumbran y ya no les da asco. Debes transformarte en un caballo de Troya, ese que se metió en la ciudad a modo regalo y, al final, la asaltó y la conquistó. Si puede hacerse con un mal hábito como fumar, eres capaz de adquirir cualquier buen hábito.

¿Cómo cambiar de hábitos paso a paso?

Tal como afirma James Clear en su magnífico libro *Hábitos atómicos. Cambios pequeños, resultados extraordinarios*,[5] se pueden utilizar muchas estrategias para favorecer este cambio de hábitos. Te las voy a resumir en once claves que, de forma aislada, te permitirán bajar de peso y controlar tus niveles de glucosa. Este es el método que uso con todas las personas a las que ayudamos. Si las aplicas todas al mismo tiempo, el efecto se multiplica de manera exponencial. Pero antes debes aprender cómo se forman los hábitos.

Como dice Charles Duhigg en su obra *El poder de los hábitos. Por qué hacemos lo que hacemos en la vida y en el trabajo*,[6] todos los hábitos siguen una secuencia tanto al desencadenarse como al completarse. Se podría incluso hablar del ciclo de los hábitos. **Todo comienza con una señal**; puede ser cualquier elemento visual, un sonido e incluso un olor. **Esta señal debe hacer que realices una acción determinada: el hábito.** Por eso a muchas personas que fuman se les despiertan las ganas de encenderse un cigarrillo cuando se juntan con fumadores y huelen el humo del tabaco. O a otras se les disparan las ganas de beber alcohol cuando entran en una discoteca. El detonante es la señal.

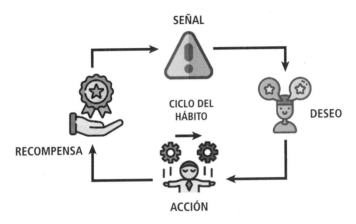

Figura 31. Ciclo del hábito. Fuente: elaboración propia.

Después de la señal viene el **craving** o deseo, un término que suele utilizarse mucho en el mundo de la drogadicción. El *craving* es el **deseo por consumir o hacer algo**, una fuerza interior que no es más que la pataleta del elefante Paquito. Esto procede de la señal, muy asociada a un hábito, y todo ello a fuerza de repetirlo. El deseo por consumir o seguir un hábito puede provocar que hagamos verdaderas locuras. No sería la primera vez que alguien roba o mata a alguien para calmar el deseo de una adicción, por poner un ejemplo.

Este deseo o *craving* por el consumo o la realización de un acto nos lleva precisamente a consumarlo. Es la tercera parte del ciclo: la **acción o el hábito** en sí. Si nos fijamos, a la acción no llegamos por casualidad, sino porque antes ya existían dos factores: la señal y el *craving*. En las siguientes líneas veremos qué podemos hacer para romper con los malos hábitos. Es imposible que te marquen un gol si tienes una férrea defensa, un buen portero y un centrocampista bien posicionado. Pues con esto pasa lo mismo: si quieres que no se consume la acción del hábito, deberás trabajar al portero y la defensa.

Por último, una vez consumado el hábito, viene la parte más importante, la que hace que el hábito se repita en el tiempo: la **recompensa**, la descarga de **dopamina en el cerebro**. Aquí es donde Paquito se pone las botas comiendo su alimento preferido. La dopamina es un neurotransmisor que se produce en los ganglios de la base, una área de la parte interna del cerebro. En concreto, se genera en una zona llamada «sustancia negra», que es la que se atrofia o degenera en las personas con Parkinson, lo que las hace tener debilidad o rigidez muscular y temblor rítmico de los miembros. Además de estar muy relacionada con el movimiento, la dopamina se asocia con la sensación de recompensa.

Esa recompensa es lo que te hace sentir —como diría el emérito rey Juan Carlos—, orgullo y satisfacción cuando completas una tarea. Debido a esta agradable sensación, buscas repetir el hábito, ya que quieres sentirte recompensado todo el tiempo. Este funcionamiento del cerebro es un arma de doble filo: puede ser una bendición si lo usas en acciones de alto valor, como aprender un idioma, hacer ejercicio o leer un libro; pero también el mayor castigo si no tienes bien educado a tu elefante particular. Esto se debe a que los seres humanos, con más frecuencia de la que nos gustaría, incurrimos en acciones de baja calaña para satisfacer al cerebro con dopamina: consumo de pornografía, redes sociales, alimentos ultraprocesados, maratones de Netflix tragándonos un capítulo tras otro…

Entender esta última parte del ciclo de los hábitos es fundamental porque es lo que te permitirá mantenerlos en el tiempo sin usar la fuerza de voluntad. Por eso son sostenibles sin gastar energía. Y si además te resultan placenteros, el éxito en la pérdida de peso y el control de la glucosa están garantizados. La clave es utilizar el ciclo de los hábitos a tu favor, no en tu contra, como suele pasar. No te preocupes, ahora aprenderás a hacerlo.

Paso 1. Modifica la señal

Si has estado atento a la lectura, ya sabrás que la señal es lo primero. Sería como los defensas de un equipo de fútbol: dispara el hábito. Es lo que debes modificar antes de pasar a la siguiente fase, el deseo o *craving*. Si el delantero supera al defensor, se queda mano a mano con el portero. Si no hay señal, no hay deseo. Si hay un buen defensa, no te arriesgarás a que te metan el gol. Si no hay deseo, no hay elefante al que frenar. Si no tienes contrincante al que vencer, todo será más sencillo. Es como presentarte a una carrera sin competidores. ¡Ganarás seguro! Si quieres conseguirlo, lo más sencillo para que desaparezcan las señales es modificar el entorno en el que vives o en el que pasas la mayor parte del tiempo. Por mucha fuerza de voluntad que tengas, es difícil que mejores tus hábitos si el terreno está plagado de minas. Veamos qué estrategias inteligentes puedes utilizar.

Ponte a huevo los hábitos que quieres adquirir

Nuestro elefante Paquito es tremendamente visual, juega con el siguiente lema en mente: «Ojos que no ven, corazón que no siente». Por lo tanto, la estrategia que deberías seguir sería **hacer muy visible lo que te interese hacer**. En definitiva, que sea evidente, que tengas que pensar lo menos posible para no gastar energía. Trata de que ese hábito o acción bueno para ti sea la única posibilidad. Algunos ejemplos para favorecer la acción que te interesa serían los siguientes:

- **¿Quieres hacer más ejercicio?** Prepárate la mochila de deporte y déjala en la puerta, a la vista, para vencer la pereza que te da tener que hacerla.

- **¿Te da pereza entrenar?** Antes de acostarte, deja las zapatillas junto a la cama. Será lo primero que veas al despertar y la señal que desencadenará el nuevo hábito.

- **¿Quieres comer más sano?** Mete en un táper verduras lavadas y picadas, y guárdalas en la nevera. Así, al llegar a casa, en vez de comerte lo primero que pilles o llamar a Just Eat, encontrarás comida preparada sin tener que ponerte a cocinar. Eso vence la resistencia interna de tu elefante.

- **¿Te da pereza cocinar verduras?** Invierte en un robot para que las cocine por ti. Sin duda, es una de las compras más rentables que puedes hacer.

- **¿Te gustaría que tu carro de la compra incluyera alimentos más saludables?** Nada más entrar al súper, ve a la zona de frutas y verduras para que eso sea lo primero que entre en el carro. Empieza con buen pie.

- **¿Quieres que comprar sea más sencillo?** Ve al mercado en vez de al supermercado. Al tener menos oferta de comida ultraprocesada, tomarás mejores decisiones.

- **¿Pretendes ser una persona más activa físicamente?** Aparca lejos del sitio al que quieres ir o bájate del autobús o el metro dos paradas antes para obligarte a caminar más a lo largo del día. También puedes dejar a la vista unas pesas o gomas elásticas de manera que, cuando te levantes y pases por su lado, realices algunos movimientos de fuerza. Mantendrás las articulaciones saludables sin darte cuenta.

- **¿Quieres irte a dormir antes?** Pon el móvil en modo avión a las diez de la noche para que nadie rompa tu rutina de sueño. En el siguiente capítulo te enseñaré cómo crearla.

- **¿Deseas aumentar la cantidad de fibra que comes?** Deja a la vista un frutero lleno de tus frutas y verduras favoritas. También puedes comprarla congelada en el

NO NECESITAS FUERZA DE VOLUNTAD, NECESITAS HÁBITOS   177

supermercado para que, los días que no tengas tiempo de cocinar, solo necesites descongelarla (no te preocupes, el microondas no provoca cáncer ni los congelados son malos).

- **¿Quieres añadir más proteínas a tu alimentación?** Ve al supermercado y compra botes de legumbres cocidas o latas de cristal de pescado azul. Lo ideal es mezclarlos con la verdura que tendrás lista para usar. Los huevos también son una excelente proteína rápida y fácil en estos casos.

- **¿Quieres leer más y ver menos la tele?** Deja libros a la vista en varias zonas de tu casa, y así, cuando los veas, esa señal te impulsará a leer.

- **¿Quieres aumentar el número de pasos diarios?** Descárgate una aplicación que los cuente. Ver en la pantalla los pasos que has dado será la señal que te estimule a caminar hasta alcanzar tu meta diaria.

- **¿Quieres ahorrar y dejar de ser un comprador compulsivo?** Haz una transferencia automática del 10 % de lo que ganas a otro banco que utilizarás solo como cuenta de ahorro.

- **¿Quieres tener más ocio activo a la semana?** Busca a alguien que tenga el mismo objetivo que tú y poneos como meta, por ejemplo, hacer senderismo por la montaña el fin de semana (o cualquier otro tipo de ocio activo). Si uno de los dos se echa atrás, deberá pagarle una multa al otro. Profundizaremos en esta estrategia en el apartado de las recompensas.

Al final, se trata de modificar tu entorno para dejarte a la vista aquello que quieres hacer, pero también se puede aplicar de la forma contraria: esconde o haz menos visible lo que no quieres que Paquito vea.

El año pasado fui de viaje a Egipto. Mientras estaba visitando una mezquita, aprendí que, cuando los musulmanes rezan, los hombres lo hacen en una sala distinta a las mujeres. Sin entrar a debatir su cultura, lo que hacen es alejar a Paquito de la posible fuente de distracción. De esta manera, hacen menos visible lo que para ellos podría llegar a ser un generador de pensamientos impuros. Por eso, de los musulmanes podemos aprender la lección que verás ahora.

Ponte muy difíciles los hábitos que quieras evitar

Estos serían algunos ejemplos útiles para conseguirlo:

- **¿Quieres reducir tu consumo de ultraprocesados?** No compres comida basura y reducirás la tentación de comértela. Si algún día te apetece algo puntual, tómate un helado fuera de casa y solo si vas con tus amigos o familiares.

> **Nota:** No hay nada que irrite más a Paquito que el hecho de que le prohíban comer determinados alimentos; por eso fracasan todas las dietas. Además, con la actitud de no-prohibición, tiendes a elegirlos menos sin obligarte a hacerlo (con menor desgaste psicológico), ingieres menos calorías y favoreces el déficit calórico, el cual, como hemos visto, sostenido en el tiempo te permitirá adelgazar. No se trata de prohibirte alimentos o hacer dietas, sino de ser estratégico y elegir bien las batallas que vas a librar. Luchar contra Paquito es imposible, perderás. Por eso, con tu inteligencia de jinete, debes enfrentarte a la bravuconería del elefante. Al final, la clave es combinar las cualidades de los dos, es decir, la visión a largo plazo del jinete que conduce la emocionalidad del elefante en la dirección correcta.

NO NECESITAS FUERZA DE VOLUNTAD, NECESITAS HÁBITOS

- **¿Qué pasa si ya has comprado ultraprocesados y los tienes en casa?** Si es así, sírvete esa «comida» en un plato pequeño en vez de cogerla directamente de la bolsa o el recipiente. Otra estrategia es esconderlos lo más alto posible para que no los veas ni los alcances sin una silla. De esta forma, activas la pereza a tu favor. También puedes envolverlos en papel de aluminio para no verlos. En el caso contrario, como sucede con las frutas y verduras, déjalas visibles y envuélvelas en film transparente.

- **¿Y si la tentación te asalta en el supermercado?** En este caso, puedes utilizar dos estrategias. La primera es ir a comprar sin hambre, lo que hará que tomes decisiones más objetivas respecto a tu alimentación. La segunda es que solo lleves dinero en efectivo para pagar. Si te marcas un presupuesto —no solo para tu compra, sino para todo—, te harás un gran favor: evitarás gastar más de lo presupuestado. Como limitarás la cantidad de dinero en comparación con ir a comprar con tarjeta de crédito, tomarás mejores decisiones y limitarás antojos.

- **¿Qué sucede si te pasas el día distraído?** Desactiva las notificaciones del móvil y usa el modo avión para que no te interrumpan con llamadas fuera de horario. Si tienes hijos o familiares a tu cargo y necesitas estar siempre conectado, instala alguna aplicación que te permita bloquear el acceso a internet de diversas apps en distintos momentos del día. Si quieres dominar tu vida y vencer la excusa del «No tengo tiempo», mano de santo.

- **¿Quieres reducir tu consumo de televisión o pantallas?** Mientras estés viendo una serie en Netflix o cualquier otra plataforma, desactiva la opción de que aparezca el siguiente capítulo de forma automática. Así los verás de uno en uno y no harás maratones. Cuando termines, desenchufa la tele y quítale las pilas al mando. Al día siguiente, si quieres ver algo, tendrás que esforzarte en vez de funcionar en piloto automático.

- **¿Quieres no procrastinar debido a las redes sociales?** Haz que un familiar o amigo te cambie la contraseña y no te la diga hasta que lo estimes oportuno. Otra opción que me ha funcionado es quitarme la aplicación, reinstalarla cuando quiera usarla y desinstalarla después.

- **¿Queréis dejar de ser *tecnozombis* en casa?** Cuando llegue una hora concreta, desactiva el wifi. Desenchufa el rúter y recupera la libertad.

- **¿Quieres madrugar?** No pongas el despertador en la mesita de noche, sino en un lugar que te obligue a levantarte de la cama para apagarla. Hay algunas aplicaciones que te fuerzan a resolver juegos mentales para desactivarla. De esta manera, despiertas el cerebro y, por consiguiente, es poco probable que vuelvas a dormirte.

- **¿Quieres dejar de fumar?** No te compres tabaco y aléjate de lugares donde haya muchos fumadores para no despertar el deseo. Evitar los hábitos que asocias con su consumo es la estrategia más sencilla. Y aguanta el mono: es lo que más cuesta, aunque no es imposible. Avisa a tus amigos de que en cuanto se enciendan un cigarrillo te irás. Lo haces por tu salud, por tu bien. Si se enfadan, quizá debas plantearte si te conviene esa amistad.

- **¿Quieres superar la adicción a los refrescos?** Comienza por cambiar a los light. Ya he comentado que no es una solución a largo plazo, es un parche, pero es bueno para empezar y reducir el aporte calórico. Y lo mismo vale para el café: si quieres reducir su consumo empieza con el descafeinado.

- **¿Quieres dejar de morderte las uñas?** Píntatelas con productos que tengan un mal sabor para disuadirte. A mí me ha funcionado bastante bien.

- **¿Quieres dejar de pulirte el dinero que ahorras?** Invierte una parte en algún activo que te genere un retorno a largo plazo y evitarás la tentación de gastar tus ahorros a lo tonto. Por su practicidad, simplicidad y, sobre todo, bajo nivel de entrada, te recomiendo los fondos indexados. Aunque no tienen por qué ser la mejor inversión, es una de mis favoritas para los que no somos expertos en este ámbito y no queremos correr un riesgo muy elevado. Suelen dar una rentabilidad del 8-10 % anual, y protegen de la inflación.

En fin, si aprendemos a modificar el entorno, tendremos gran parte de la guerra ganada. Sin embargo, esta primera línea defensiva puede fallar. Quizá el defensa se despiste y nos deje con el portero solo ante el peligro. Por eso debemos tener un plan B. Y eso pasa por entender la naturaleza de los deseos para controlarlos. Por mucho que dominemos el entorno, siempre tendremos que enfrentarnos a la incomodidad del control de los deseos y darles una salida fisiológica. Veamos cómo se hace.

Paso 2. Vence la tentación y controla tus deseos

El ser humano es un animal insaciable. En cuanto estamos a punto de conseguir un objetivo, ya empezamos a pensar en el siguiente. Somos así, es nuestra naturaleza, y con esas cartas debemos jugar. A pesar de todo, desear no es malo, siempre y cuando mantengamos los deseos dentro de lo que se considera saludable. Los hábitos adictivos demuestran que la apetencia por el placer se nos ha ido de las manos. Debes ser más inteligente y actuar antes de que ocurra y te desborde. En este punto de la ecuación, no solo tendrás que controlar el deseo por adquirir hábitos negativos, sino también afrontar la pereza que te da crear hábitos positivos. Veamos cómo hacerlo.

Pregúntate si es necesario

Antes de caer en un hábito negativo porque ha superado la primera línea defensiva, aún tienes la oportunidad de frenarlo. Todo ello pasa por plantearte estas preguntas: «Lo que estoy a punto de hacer, ¿me aportará felicidad? ¿Qué cosas positivas me generará? ¿Este placer inmediato compensa todas las consecuencias que puede conllevar?».

Recuerdo que en una de las sesiones grupales de mi programa, nuestra alumna Ana nos estaba explicando cómo había vivido su proceso de cambio de hábitos para acabar revirtiendo la diabetes tipo 2. Nos contó que ella, que se había pasado toda la vida a dieta, tenía problemas de ansiedad por el dulce. A media tarde, de pronto sentía una especie de vacío en el estómago, y había asociado el hecho de comer dulce con llenarlo. Con el paso del tiempo, en parte esto la hacía engordar.

Una de las estrategias que desarrolló intuitivamente fue preguntarse justo eso: «Este dulce que estoy a punto de comerme, ¿me merece la pena?». Ojo, a veces la respuesta puede ser que sí, y no tiene nada de malo. También yo me respondo que sí muchas veces, no pasa nada. Por lo que se refiere a los alimentos ultraprocesados, lo que importa no es el consumo ocasional, sino el habitual. Pero, si tienes ultraprocesados en casa, la cosa se puede complicar. Tendrás que plantearte cada dos por tres estas preguntas y, al final, cederás. Por eso he dicho que no tenerlos es la estrategia más efectiva, aunque a Ana le sirvió esta.

Antes de poner en práctica un hábito negativo, el que sea, plantéate si lo que obtendrás supera el precio que pagarás por ello. Tómate un minuto de reflexión antes de actuar. Cuenta hasta diez, o hasta veinte, como les decimos a los niños. No lo hagas por impulso. La respuesta puede ser que sí, pero evita el acto reflejo. Piensa, plantéate las cosas. Luego, si crees que es conveniente, actúa.

En otras ocasiones, el rival que tendrás batir no será el deseo, sino la pereza, que se puede definir como el antideseo. Para ello, cuentas con la siguiente estrategia.

La técnica de los cinco minutos

La pereza es una sensación humana natural que nos acecha cada vez que pretendemos adquirir un hábito nuevo que nos aleja de la zona de confort. Por suerte, hay una estrategia que puede bloquear esta pereza, al menos de forma temporal: la técnica de los cinco minutos.

Esta herramienta te servirá para frenar la resistencia inicial de Paquito, que intentará sabotearte de todas las formas posibles para que no adquieras el hábito. Veamos ejemplos de cómo aplicarla:

- **¿Te da pereza hacer ejercicio?** No pasa nada, entrena solo cinco minutos. Si lo haces bien y utilizas los ejercicios que encontrarás en el anexo, los podrás combinar para hacer, por ejemplo, una sesión de tabata de cinco minutos que te aportará grandes beneficios a diario. Además, una vez que hayas vencido la resistencia inicial, será más fácil que sigas avanzando en la tarea. Si no, al menos habrás entrenado cinco minutos, lo que siempre es mejor que no hacer nada.
- **¿Te da pereza salir a correr?** Ponte las zapatillas y sal a la calle. Te llevará cinco minutos, y ya habrás dado el primer paso.
- **¿Te da pereza escribir un libro?** Escribe solo una línea. Fluye, la creatividad vendrá.
- **¿Te da pereza lavar los platos después de comer?** Lava solo uno. La fuerza de la inercia y de querer acabar la tarea harán el resto.
- **¿Te da pereza leer?** Márcate el objetivo de leer solo una página. La curiosidad seguirá por ti.

184 LA SOLUCIÓN

- **¿Te da pereza ponerte a cocinar?** Saca un plato de la despensa. El hambre continuará por ti.
- **¿Te da pereza limpiar tu casa?** Empieza por una habitación. Las ganas de querer verla toda limpia seguirán por ti.

En definitiva, se trata de desglosar el hábito en pasos. No debemos dejar que nos abrume la complejidad del hábito al completo. Pablo Picasso decía que prefería que la inspiración le pillase trabajando. Es eso lo que funciona. Empezar, aunque no estés motivado, y las ganas de completar la tarea comenzada continuarán por ti. Cuando lo hayas hecho suficientes veces, notarás que la autoconfianza aumenta y, por lo tanto, la autoestima. Dejarás de ser el que no tiene fuerza de voluntad y te convertirás en el que afronta los retos. Y eso, créeme, es muy poderoso.

Además, una vez hayas vencido esa pereza inicial y hayas completado la tarea, podrás utilizar el siguiente *hack*.

Hábitos encadenados

Este truco es muy simple: **primero haz lo que debes y luego lo que quieres**. Para que Paquito te permita poner en práctica un hábito, lo tienes que camuflar con algo que le apetezca hacer. Recuerda, no sabe si algo es bueno o malo para ti, es tan simple y primitivo que solo se da cuenta de si algo le gusta o no. Es como un niño caprichoso al que le tienes que dar de comer el potito. ¿Qué hacen los padres para que se lo coma? Juegan con él y convierten la cucharada en un avioncito que tiene que aterrizar en la boca de su hijo.

Pues tienes que ser igual con tu elefante. Para ello, lo mejor es **realizar el hábito ANTES de hacer algo que a Paquito le encante** o que esté muy acostumbrado a hacer. Supongamos, por ejemplo, que te encanta hacer punto de cruz, actividad que practicas desde hace años. Paquito está superfeliz de que hagas

NO NECESITAS FUERZA DE VOLUNTAD, NECESITAS HÁBITOS

punto de cruz y no opondrá resistencia. Hasta ahí, todo bien. Pero ahora imagina que quieres empezar con el ejercicio y que a Paquito le da pereza.

Lo que tienes que hacer en este caso es decirle a tu paquidermo: «Oye, ¿y si hacemos ejercicio cinco minutos ANTES del punto de cruz?». Si son solo cinco minutos y luego, estratégicamente, le propones una actividad con la que disfruta, es probable que te deje hacerlo. Piensa que todas estas estrategias puedes combinarlas, no tienen por qué funcionar aisladas. Es un sistema completo que te permitirá doblegar a tu elefante.

Regla de oro

Señal a tu favor (ver las zapatillas deportivas)

→ Ejecución del hábito que DEBES
(el que te da pereza → por lo general, el ejercicio)
→ Realización del hábito que QUIERES
(el que disfrutas → lectura/punto de cruz/el que sea)

Recuerda tu porqué

Esta estrategia es una de mis favoritas para evitar la pereza: recordarme por qué hago lo que hago. Por ejemplo, cuando tengo que grabar vídeos para las redes sociales, a veces no estoy nada motivado. En esos momentos, suelo hablarme en los siguientes términos: «Genial, Víctor, te da pereza. Pero ¿y lo bien que te sentirás cuando los tengas? ¿Y lo guais que quedarán cuando los subas? ¿Sabes a cuánta gente pueden ayudar?».

Otro ejemplo: si me da pereza hacer deporte —el 90 % de las veces me apetece, pero reconozco que soy vulnerable a los ataques de pereza—, me digo lo siguiente: «Pero ¿y lo bien que te sentirás después de esas sentadillas? ¿Y lo guay que te quedará esa camiseta después del bombeíto de tríceps?».

Pregúntate cómo se sentirá tu yo del futuro, la autoconfianza que irradiarás. La satisfacción de completar una tarea importante para ti es indescriptible. Hacerlo determina que creas y confíes en ti. Repetirlo durante un largo periodo de tiempo te convencerá de que no te fallarás. Y te lo demostrarás todo el rato. Piensa siempre en la persona que estás creando.

A pesar de todo, sé que esto no será suficiente para la mayoría. De hecho, el ser humano tiene más aversión a la pérdida que deseo por la ganancia. Esto lo estudió el psicólogo Daniel Kahneman en su libro *Pensar rápido, pensar despacio*.[7] Este autor descubrió algo muy curioso: es más fuerte el dolor que sentimos al perder cien euros que el disfrute que nos genera ganar esta cantidad. Este sesgo cognitivo se llama **aversión a la pérdida**, y tiene un sentido evolutivo fundamental. En el pasado, era más importante que no te comiera un depredador que tener éxito encontrando comida. Y el cerebro sigue cableado para sobrevivir en ese ambiente.

Por eso las enfermedades crónicas nos matan poco a poco: a corto plazo, sentimos que no hemos perdido mucho, aunque a la larga literalmente se nos vaya la vida. Aunque su nombre técnico es **descuento hiperbólico**, de forma cariñosa he decidido poner un nombre a esa peculiar característica humana: el **síndrome del *aminomevaapasar***. Hablaré de este curioso síndrome más adelante. De entrada, quédate con que venimos al mundo con esa pequeña tara de fábrica.

La buena noticia es que puedes usar ese sesgo cognitivo a tu favor para cambiar de hábitos. ¿Cómo? Pues haciendo justo lo contrario a lo que sueles. Tiendes a dejar que se coma el marrón tu yo del futuro, ¿verdad? Pues ahora haz lo contrario: recoge todos tus recuerdos y trae la situación negativa al momento presente. De esta manera, al tener la pérdida en las narices, moverás el culo para salir de ahí. Aunque sea en la imaginación, funciona.

Suponte, por ejemplo, que te da pereza hacer ejercicio y, por lo tanto, vas a desistir. En ese momento, tu elefante está sopesando las dos opciones: no hacerlo, lo que le genera satisfacción, de modo que la elegirá de forma natural; o bien hacerlo, lo que lo estresa, le duele y le da pereza a partes iguales. Lo normal es que no lo hagas. Si te quedas en este punto, abandonas. Pero puedes dar un paso más.

En ese instante, imagina que, si hoy le dices que no al ejercicio, en el futuro acabarás apoltronado en el sillón de una residencia. El único contacto que tendrás con el exterior será la visita de tus hijos los fines de semana. Puedes visualizarte mientras se te cae la baba, junto a un cuidador que tiene que cambiarte los pañales, tomando pastillas cada ocho horas e incluso con una sonda nasogástrica o una gastrostomía porque ya no puedes ni tragar.

Una visualización *heavy*, ¿verdad? Pues te sorprenderá saber que no es una situación poco frecuente en la sociedad en que vivimos. ¿Qué te hace pensar que tú no acabarás así si sigues manteniendo a largo plazo esos malos hábitos? ¿Qué te hace pensar que tú no tendrás cáncer de pulmón si sigues fumando? ¿Qué te hace pensar que a ti no te cortarán los dedos de los pies si sigues con esos valores de hemoglobina glicosilada? ¿Qué garantía tienes de que no sufrirás un ictus o un infarto al corazón si sigues con sobrepeso? Pues eso, ninguna. De hecho, es lo más probable. Pero tu elefante Paquito te tiene engañado. Te hace vivir en el mundo de la fantasía y te genera ese síndrome del *aminomevaapasar*. Pero sí, te puede pasar. Sobre todo, si tienes todas las papeletas.

Por eso debes jugar a tu favor con esa aversión a la pérdida. Cada vez que te sorprendas ante la posibilidad de poner en práctica un mal hábito —por ejemplo, encenderte un cigarro— o ante la pereza de no poner en práctica uno bueno, recuérdate esto: para la mente, es más poderoso perder la salud que disfrutarla a tope. Utilizar la **motivación negativa** también es válido. En la guerra del cambio de hábitos, sobre todo si es para salvar la vida, todo vale, siempre que no hagas daño a nadie, claro.

Si nada de lo anterior funciona, ajo y agua

Esta quizá sea la estrategia más políticamente incorrecta de todas, la que nadie quiere escuchar, pero te da el poder definitivo sobre Paquito: a este paquidermo le tienes que enseñar que aquí mandas tú, no él. Utilízala solo si el elefante no se calma tras poner en práctica todas las técnicas anteriores. Es una solución de emergencia, pero válida. Úsala para esfuerzos cortos. Por lo general, no te servirá a largo plazo, pero hay momentos en que, durante el cambio de hábitos, esta cualidad es esencial. No siempre tendrás ganas de hacer las cosas, no siempre estarás motivado y no siempre rendirás al cien por cien. Por lo tanto, y chocando de frente con la cultura Mr. Wonderful, **jódete y hazlo, aunque no tengas ganas.**

¿QUÉ TAZA TE VAS A TOMAR TÚ?

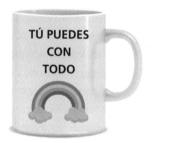 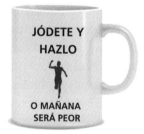

Figura 32. Fuente: elaboración propia.

No hay otra. Me gustaría decirte lo contrario, pero es que no he visto a una sola persona a la que le vaya bien en la vida que no se lo aplique: aprende a hacer las cosas sin estar motivado. Esta técnica para lidiar con Paquito es muy importante si quieres cortar de raíz con hábitos perjudiciales, como el alcohol o el tabaco.

NO NECESITAS FUERZA DE VOLUNTAD, NECESITAS HÁBITOS 189

Cuando le retires a Paquito la sustancia a la que es adicto, opondrá mucha resistencia. Te entrará lo que se conoce como «mono» o «síndrome de abstinencia», que no es más que Paquito tocándote los cataplines al montar una pataleta para que vuelvas a consumir una droga que no necesitas. Cuando estás en esta situación, ya no puedes negociar con Paquito. Aquí no vale con ir paso a paso.

Adquirir hábitos positivos, como el ejercicio o aprender a comer, lleva tiempo, y debes convencer a Paquito poco a poco. Con este tipo de buenos hábitos, a fuerza de repetición, se deja convencer porque, al final, reconoce sus beneficios. Conforme ve resultados, se va motivando. Por eso, te va dejando practicarlos cada vez de forma más habitual. Lo estás engañando, pero te lo permite porque no está encolerizado. Ahora bien, como le quites de golpe una sustancia a la que es adicto, te la liará parda.

Y tienes que estar preparado. Ocurrirá. No existe la curación de las adicciones o los hábitos perjudiciales yendo poco a poco. En este caso, tienes que ponerte una fecha límite en la que dejarás ese hábito, sustancia u objeto. Sirve para dejar de fumar, beber alcohol, consumir pornografía, ver maratones de Netflix antes de irte a dormir, pasar más de tres horas al día haciendo *scroll-down* en Instagram, etc. Si vas paso a paso, como he dicho antes, el elefante te ganará por palizón. Retira el hábito al cien por cien, aguanta la ansiedad estoicamente y aprende a vivir con ella. Al final del capítulo descubrirás un sistema probado para aplicarlo con la ansiedad por comer.

A medida que pasa el tiempo, cuando te adaptas a esta ansiedad, el *craving* o impulso por el consumo de la sustancia desaparece. En definitiva, es todo mental. Has sometido a Paquito a desintoxicación, así que, cuando pasan unas semanas, ya no tiene la necesidad de volver a consumir. Por eso es una estrategia útil para el corto plazo, pero no para el largo. Cuando hablo de aguantar la ansiedad, me refiero que debes aprender a vivir con ella hasta el punto de querer que venga. La actitud debe ser algo así como: «¿Voy a tener ansiedad? Pues sírveme dos tazas». Para profundizar en este tema, te recomiendo el libro de mi querido amigo Rafael Santandreu, *Sin miedo*,[8] una obra maravillosa que me cambió la vida.

Paso 3. Ejecuta el hábito

Ha llegado el momento. Has controlado el deseo por los malos hábitos y combatido la pereza para ejecutar el buen hábito. Es ahora o nunca. Pero también en este punto te puedes perder por el camino… Para ello tienes que evitar a los siguientes enemigos: la distracción, la parálisis por análisis y el síndrome del impostor.

Evita las distracciones: un solo hábito cada la vez

Sé que voy a decepcionarte con lo que te voy a decir, pero es mejor tragarse el sapo al principio que al final. Grábate esto: **las personas no somos multitarea**. Es un engaño. Eso que dicen de que los hombres no podemos hacer dos cosas a la vez es totalmente cierto —y, si no, que le pregunten a mi mujer—. Pero ellas tampoco pueden, aunque les duela reconocerlo. La atención es limitada; cuanto más la dividas en pequeñas tareas sin importancia, menos energía tendrás para enfocarte en la importante. Eso hará que pierdas las ganas de hacerla y que cometas más errores.

¿Por qué atención y energía van de la mano? ¿Por qué crees que mucha gente se da atracones nocturnos? Aparte de porque puede haber una falta de ajuste de los ritmos biológicos, demuestra que la fuerza de voluntad se va agotando a lo largo del día. Te puedes resistir por la mañana, pero, por la noche, cuando tu cerebro racional está agotado y sin energía, permitirá que Paquito haga de las suyas. Si estás muy cansado, sucumbirás a sus cantos de sirena con una facilidad pasmosa.

NO NECESITAS FUERZA DE VOLUNTAD, NECESITAS HÁBITOS

Por eso las personas con peor descanso nocturno suelen tener más apetencia por la comida ultrapalatable. Les cuesta horrores decir que no. Para combatirlo, debes convertirte en un conservador de energía a diario, hallar tus focos de disipación de energía. Uno de los principales es la multitarea (por ejemplo, responder a wasaps mientras estás trabajando).

Por ejemplo, un foco de disipación de energía es todo lo que tenga que ver con el móvil y las redes sociales. Están diseñadas para captar tu atención y succionar tus niveles de energía cual dementor de Azkaban. Por eso, si quieres desarrollar un hábito que aporte valor a tu vida, olvídate de desarrollar ese hábito mientras haces algo que te reste energía. Debes prestar toda tu atención a ese nuevo hábito.

Dos herramientas que suelen funcionar para que aumente tu capacidad de atender y concentrarte son activar el modo avión —si hay una catástrofe nuclear, te enterarás— y ponerte un cronómetro con una cuenta atrás para determinar un tiempo exacto en el que mantenerte al doscientos por cien centrado en la tarea que vas a realizar (ejercicio, cocinar el menú de la semana para tenerlo todo en táperes, estudiar, leer, etc.).

A pesar de ello, también es cierto que no todos los hábitos saludables hay que hacerlos así. Por ejemplo, si vas a salir a caminar tus diez mil pasos, puedes hacerlo mientras escuchas música —y le das una alegría a Paquito para que te lo permita— o algún pódcast sobre un tema que te interese. Por ejemplo, mi pódcast de YouTube *Sin Diabetes Para Siempre* puede molarte. Lo que no debes permitirte es caer en el ansia viva de ser un supermán o una superwoman que puede con todo, porque no es cierto: no puedes con todo. Cuanto antes lo asumas, mejor.

Tu energía diaria es limitada y tu tiempo, también. Por ello, tienes que decidir a qué los vas a dedicar. Además, tiene que ser un tiempo de calidad y, si te fijas, solo lo será si estás centrado en tu tarea. Séneca, mi filósofo favorito de la corriente del estoicismo, decía que no es que tengamos poco tiempo, sino que lo malgastamos mucho. También decía que la vida es larga, si la sabemos aprovechar.

No podemos perder el tiempo en actividades de bajo valor que se entremezclan con objetivos de verdad, aquellos que nos hacen sentir genial cuando los alcanzamos. Debes salvaguardar tu tiempo y tu atención como un guardia protege la puerta del edificio más importante de la ciudad. Cuando despilfarras tiempo y atención a lo largo del día, ¿qué sucede? Que llega la noche y aparecen las vocecitas del «es que». La *esqueítis* es una enfermedad muy prevalente en la sociedad del siglo XXI: «Es que no tengo *tiempitis*»; «Es que no me da la vida»; «Es que me da pereza»; «Es que no tengo fuerza de voluntad»; «Es que mi genética es muy mala»; «Es que ya soy mayor»; «Es que mi metabolismo es muy lento»; «Es que mi caso es especial»; «Es que primero tengo que limpiar la casa y llevar a los niños a las trescientas cincuenta y siete extraescolares que tienen».

¿Te das cuenta? Todas estas excusas que te pone Paquito, y que te crees, no vienen de que no tengas fuerza de voluntad para seguir tu plan de alimentación, de que te dé pereza hacer ejercicio, ni de que tengas un mal metabolismo, hipotiroidismo o la menopausia. Tu problema es que no conoces a Paquito y, por lo tanto, no te conoces. No sabes qué trampas te pone la mente, así que caes a cuatro patas.

Por eso te organizas mal. Por eso la *lodejasparamañanitis*, pensando que eres inmortal. Por eso caes en la multitarea y derrochas el tiempo y la energía en cosas que aportan poco. Luego llega el final del día, momento para el que te lo has dejado todo, y vas y dices aquello de «Bueno, ya lo haré mañana, que hoy ya no me da tiempo». Pues normal que no tengas tiempo ni energía al final del día, yo tampoco lo tendría.

Debes aprender a priorizar las actividades que más te importan y te aportan, y hacerlas al principio del día. Esto debe ser así siempre que sea posible, ya que es el momento en el que tienes más energía. De ahí la importancia de no procrastinar: por la tarde-noche, tienes menos energía y fuerza de voluntad que por la mañana. Cuando estás cambiando de hábitos —y ese hábito es el más importante—, conviene hacerlo en cuanto te despiertas. Así será más probable que lo hagas bien, más concentrado, descansado y productivo. Y seguramente en menos tiempo.

Si lo dejas para la noche, lo harás más cansado, con un humor de perros, y tardarás más. Eso te frustrará y, como lo verás insostenible, tu elefante se encabronará y lo abandonarás. Si te fijas, todo lo que hemos visto hasta ahora dista mucho de ser una dieta para adelgazar y bajar la glucosa. No tiene nada que ver, porque no necesitas una dieta, un Ozempic o un Saxenda. Lo que precisas es contar con herramientas para cambiar tu estilo de vida de forma sostenible. Y eso solo lo puedes conseguir si las trampas se las pones tú a Paquito en lugar de que te las ponga él a ti. Y eso solo lo puedes hacer si te conoces, de lo cual ya hablaba el oráculo de Delfos y todas las filosofías antiguas: «Conócete a ti mismo y conocerás el universo».

Ha llegado la hora de saber cuál es el siguiente elemento del autosabotaje: el síndrome del impostor.

Vence el síndrome del impostor: haz como si lo fueras hasta que lo seas

Cuando empecé mi carrera como médico en el hospital, me sentía raro. Recuerdo la primera vez que vi solo a un paciente en Urgencias. No dejaba de preguntarme: «¿Qué hago yo atendiendo a la gente, si no tengo ni idea de nada?». También me acuerdo de cuando ajusté mi primera pauta de insulina. Ni pajolera idea de lo que estaba haciendo. No sabía por qué era así y no de otra forma. Me sentía un fraude total y absoluto.

Esa sensación de sentir que no eres suficiente para algo se llama **síndrome del impostor** y suele hacer que te infravalores. Por suerte, a base de repetición, ahora sé algo sobre cómo atender a los pacientes y ajustar pautas de insulina, entre otras cosas. Ya no me da miedo cambiar la medicación, y confío en mí porque cuento con las capacidades necesarias para ello. La clave para vencer ese síndrome del impostor es convertirte en un actor. Es hacer como si lo fueras hasta que lo seas.

Esta frase es de Mario Luna, de su libro *Psicología del éxito*.[9] En su momento, me impactó muchísimo. Quizá sea la afirmación más contraintuitiva y la que más raro te hará sentir, pero es así, tal cual. Cuando quieres cambiar de hábitos y no tienes los que pretendes adquirir, lo que te frena para ponerlos en práctica no es que seas vago, sino el hecho de que **tu elefante no se identifique con la persona en la que te quieres convertir**, o lo que es lo mismo, que **no crea en el jinete**.

Serás una persona diferente si adquieres hábitos diferentes y, por lo tanto, lograrás resultados diferentes. Se trata de que cambies tu identidad, como propone el autor James Clear, la forma en que te ves, tu autoconcepto, lo que piensas de ti. Por eso tienes que ir convenciendo a Paquito poco a poco de que es el camino correcto. Para ello, debes actuar pese a no estar al cien por cien convencido de tu valía o maestría en el nuevo hábito.

Por eso debes huir de los remedios que te prometen adelgazar rápido y con facilidad. En gran medida, la mayoría de las dietas fracasan porque no suponen un cambio en la personalidad de tu jinete. Lo mismo pasa con las inyecciones para adelgazar o las cirugías bariátricas. En última instancia, el peso perdido lo achacarás al fármaco o la intervención, no a tus méritos. No te habrás convertido en alguien con el suficiente desarrollo personal como para perder peso y mantenerlo en el tiempo. Por eso luego será mucho más fácil que lo recuperes, ya que no habrás cambiado tu identidad. No habrás dejado de ser la persona que está a dieta. Si quieres lograr una pérdida de peso y un control de la glucosa sostenible, debes convertirte en una persona deportista y saludable.

Imagina que tu mente es como una presa de agua estancada. Al principio, todo huele a podrido: tus pensamientos, tu diálogo interno, lo que te dices. Es Paquito infectado por el virus del autosabotaje en estado puro. A esto se le suma un jinete débil que no lo sabe domar. Para erradicar esa enfermedad, tienes que llevar cubos de agua limpia a esa presa infecta, y cada uno de ellos fortalecerá al jinete. Esa agua pura procede de un lago, cuyo contenido es de una excelente calidad. Además, debes poner un grifo de desagüe para vaciar la presa del agua asquerosa. Con el paso del tiempo, entre el agua pura que añades y la podrida que va saliendo, antes de que te des cuenta, serás una persona distinta. Tus hábitos habrán cambiado y, por lo tanto, cosecharás resultados diferentes. ¿Cuánto se puede tardar en lograrlo? Según las leyendas urbanas, veintiún días son suficientes para cambiar de hábitos. Por experiencia, para mí son pocos. Es más, no existe una evidencia científica que determine cuántos días se tarda en cambiar un hábito, pero veintiuno seguro que no. Más que un tiempo determinado, importa la frecuencia con la que practicas los hábitos para que se consoliden. Aunque dediques muy poco tiempo al día. Para ello, lo más importante es la repetición, no la perfección.

Cada repetición fortalece al jinete, se hará más ducho en la materia. Al final, llegará un punto en que no tendrás que pensar, lo harás de forma automática. En ese momento te convertirás en esa persona diferente. Habrás cambiado tu identidad. A los alumnos de mi programa siempre les pongo un ejercicio para saber si lo han conseguido, que consiste en que respondan a la siguiente pregunta:

Imagínate que el ejercicio y caminar más no te hicieran perder peso ni te bajaran la glucosa. Si esto fuera así, y respóndeme con total sinceridad, ¿seguirías manteniendo estos hábitos en el tiempo?

Los que me contestan que sí, lo más probable es que hayan conseguido cambiar de identidad y, con ello, un resultado para siempre. Por el contrario, los que responden que no, necesitan repetir ese hábito para lograr su nueva identidad como jinetes renovados. Según Charles Duhigg, y yo estoy bastante de acuerdo con él, solo tenemos la garantía de haber adquirido un buen hábito cuando sentimos «el mono» por realizarlo o nos sentimos mal si no lo hacemos. Lo típico de «Si no voy al gimnasio, me siento cabreado». Pues eso.

Otra imagen mental que te puedes hacer es la de un actor. Vamos a poner, por ejemplo, a Antonio Banderas, malagueño como yo. Cuando le dan un papel, como es un profesional de la actuación, tiene que interpretarlo de la mejor forma posible. Imagínate que le dan el del malo de la película y debe secuestrar a varias personas. Aunque no esté a favor de los secuestros, para que la película sea un éxito de taquilla, Antonio tendrá que convertirse en el mejor secuestrador del mundo, el más sanguinario, el más despiadado y el más hijoputa de todos. Cuando empiecen los ensayos, se sentirá raro, como si ese papel no le pegara. En definitiva, como si fuera un impostor. Pero tiene que fingir que lo es hasta que el papel le salga de forma automática.

Pues contigo el proceso de adquisición de hábitos nuevos funciona de la misma manera: tienes que fingir que eres una persona que se cuida, que hace deporte y come sano para que, al final, te conviertas en alguien que lo hace de manera natural. Cuando llegues ahí, lo sabrás porque lo harás sin esforzarte. Por eso confiarlo todo a la fuerza de voluntad no te llevará a ninguna parte. La clave está en hacer que estos hábitos te salgan de forma automática, sin planteártelo mucho. Debes buscar siempre la progresión y huir de la perfección.

Y hablando de la perfección, debemos atender a otro monstruo del autosabotaje: la *perfeccionitis*.

Evita la parálisis por análisis: olvídate de la *perfeccionitis*

No sé de dónde viene esta locura enfermiza de querer ser perfecto, nadie lo es. Es una quimera. No sé si es una conducta aprendida en un sistema educativo anticuado que castiga con mano dura el error o una que implica a la genética. Pero, venga de donde venga, es un problema. Siempre.

Esta idea de la perfección es un lastre absoluto para las personas que quieren perder peso o controlar sus niveles de glucosa. Muchas veces el problema es que ya tienen un largo historial de dietas inútiles, han pasado por múltiples ciclos de efecto rebote y han desarrollado una relación tóxica con la comida, por no decir un trastorno de la conducta alimentaria. Debido a ello, piensan que tienen que hacerlo todo perfecto (o ser muy estrictas) para conseguir resultados. Y nada más lejos de la realidad.

Esto lleva a que, cuando cometen un error —o lo que ellas piensan que es un error—, se desmotiven al instante. Consideran que todo el esfuerzo que han hecho hasta ese momento no ha valido la pena. Y esto es un error de manual. Grábatelo: **nadie engorda por comerse una pizza y nadie adelgaza por comerse una ensalada**. Recuerda que lo que adelgaza es el déficit calórico sostenido en el tiempo. Si en una comida aislada te comes una tarta, un dulce, una pizza, un helado o cualquier otra cosa de estas, no arruinarás tu progreso, siempre y cuando te moderes. Pero ¿sabes qué pasa? Que cuando sigues esas dietas restrictivas caracterizadas por el «esto no te lo puedes comer», se te despierta un deseo brutal hacia esa comida que se supone que no puedes comer. Entonces se genera el caldo de cultivo perfecto para el atracón, con el consiguiente superávit calórico y la imposibilidad de adelgazar *a posteriori*.

Es como cuando te enamoraste por primera vez: al inicio, idealizabas a la persona con la que salías. Cuando os disteis el primer beso, todo era una maravilla y sentías mariposas en el estómago. Pero ahora lleváis cincuenta años casados y os dais los buenos días por la mañana, punto. La relación ha cambiado. Pues con la relación que mantienes con la comida ultraprocesada sucede lo mismo. Si te pasas el día autocensurando todos los alimentos sabrosos que se consumen socialmente, no aguantarás. El deseo se va generando poco a poco hasta que al final, como el ardor de ese primer beso, explota en forma de atracón.

En cambio, si no te autocensuras y sabes que no pasa nada por permitirte ese capricho de vez en cuando (sin que sea lo habitual), resultará muy sencillo volver al plan de ejercicio y alimentación que llevabas antes de esta minitransgresión, por llamarla de alguna forma. Así actúan las personas más saludables del mundo. Recuerda lo que ya he comentado sobre tu identidad final. Lo que tienes que preguntarte todo el tiempo es «¿Qué haría yo si fuese una persona saludable que se cuida?», fingir ese papel y repetirlo, repetirlo y repetirlo hasta que al final seas así.

Sé que es contraintuitivo y que es lo opuesto a lo que nos han enseñado toda la vida, pero lo sé por experiencia, por los estudios científicos que hay al respecto y por las personas a las que he ayudado con su diabetes y a mejorar su relación con la comida. Este proceso de cambio de hábitos debe ser así, no de otra manera.

Entonces, si ya has asumido que vas a cometer errores, los consideras parte natural del proceso de aprendizaje y abandonas el deseo de querer hacerlo todo perfecto, te garantizo que, a largo plazo, te resultará muy fácil perder peso, ya que te darás permiso para aprender. Y no se puede aprender sin cometer errores, es imposible. Recuerda cuando aprendiste a nadar o a montar en bicicleta. ¿Verdad que, cuando te quitaron los manguitos para nadar sin ayuda, te daba miedo ahogarte? ¿A que te caíste muchas veces de la bici antes de aprender a montar cual Induráin? ¿Verdad que, cuando lo conseguiste, sentiste alegría y orgullo porque viste que eras capaz de hacerlo? Y encima quizá después dijiste: «Si no era para tanto...».

Así somos los seres humanos. Para darnos cuenta de cómo hemos logrado algo, a veces tenemos que echar un vistazo al pasado. Por eso debes reconocer a Paquito cuando intenta sabotearte con la *perfeccionitis*. La próxima vez que le oigas decir «Ya te has saltado la dieta, no ha valido la pena, recupera tus antiguos hábitos», haz oídos sordos y sigue adelante con tu plan. No lo tires todo por la borda. Sigue avanzando. Si te caes, levántate. Mejora tu hoja de ruta. Recuerda que el camino se hace al andar, como decía Antonio Machado.

Repite

Ahora que ya sabes cómo frenar a los tres enemigos de la ejecución de un hábito, solo debes ponerlo en práctica y repetirlo con asiduidad. Párate a pensar: ¿cómo has llegado a la situación en la que estás? ¿No te das cuenta de que, a diario, repites patrones? ¿No te parece que tus días suelen ser similares? Pues bien, hay dos tipos de personas: las que cogen esas estructuras y las moldean para alcanzar sus objetivos y las que no. En este capítulo estás aprendiendo a convertirte en un miembro activo del primer grupo.

Como ya he comentado, **el hábito automático se genera con repetición**, y por eso tienes que acumular suficientes repeticiones para que crezca y se desarrolle. Eso te demostrará que ya eres esa persona, crearás evidencias a tu favor, y eso es de vital importancia para vencer el síndrome del impostor. Es como cuando haces pesas: el músculo se desarrolla cuando se ejerce tensión mecánica con una resistencia a base de repeticiones. Con los hábitos que quieres adoptar, también debe ser así.

Tienes que repetir la acción mínima imprescindible tantas veces como sea preciso. Sin rendirte. Si fallas, empieza de nuevo. Sin culpas ni castigos. Recuerda que está permitido fallar, pero no dejar de intentarlo. Algunas personas tardarán más y otras menos hasta que les salga de forma automática, pero recuerda que el objetivo es jugar en piloto automático para adquirir el hábito y que no te consuma energía mental. En definitiva, que no tengas que tirar de épica, como el Real Madrid, cuando remonta partidos imposibles.

No juegues a ser el héroe, hazlo de forma inteligente y repite los hábitos las veces que haga falta. Cuando las personas recaen en un viejo hábito, suele presentar dos actitudes: entienden que es normal durante el cambio, lo aceptan y vuelven al plan, o no lo admiten porque les pueden dos enfermedades, la *perfeccionitis* y el ansia viva por los resultados rápidos.

Paso 4. *Recompénsate de forma estratégica y crea* accountability

Para cerrar este ciclo del hábito, debes abordar la última fase, que, para mí, es la más importante. Incido en ella porque tener éxito en este punto determina la repetición del buen hábito en el futuro: crea una grata recompensa para el buen hábito y construye una especie de castigo para el malo. Esto no significa que te flageles si caes, sino que busques alguna forma incómoda que te disuada de hacerlo, nada más. En caso contrario, tenderá a repetirse. Veamos cómo lograrlo.

Recompensa inmediata

Antes de nada, **asegúrate de reforzar la actitud de Paquito en cuanto complete la tarea**, aunque la haya hecho de forma mediocre. A continuación, haz algo que te apetezca. El problema de la sociedad actual del *lodejoparamañananitis* es que nunca activa el poderoso mecanismo de control que tiene sobre la mente. Por eso nos convertimos en procrastinadores crónicos y, en vez de establecer las recompensas después de un trabajo bien hecho, empezamos por la recompensa para terminar por no hacer lo que debíamos.

Por ejemplo, ¿quién no ha dejado de hacer lo que debía por estar enganchado a una serie de Netflix? ¿Quién no ha dejado de entrenar por no soltar la PlayStation? Diferir las recompensas es algo que solemos entender muy bien en el ámbito de los estudios académicos o si pensamos en un ascenso laboral. A nivel intuitivo, todos sabemos que primero va el estudio y luego el ocio —si somos buenos padres, seguro que nos duele la boca de tanto decírselo a nuestros hijos—. ¿Por qué hacemos lo contrario cuando se trata del ejercicio o de tener buenos hábitos alimenticios?

Tu elefante no distingue un ámbito del otro, funciona exactamente igual, así que asegúrate de darle un premio después de un trabajo bien hecho. Por ejemplo: deja para después del ejercicio una comida que te encante y te llene de nutrientes, el capítulo de tu serie favorita, tu novela preferida, etc.

Da igual lo que sea, pero **asegúrate de que siempre recompensas *a posteriori*.** Si no, estarás maleducando a tu elefante y nunca se postrará ante ti como el sultán que eres. ¿Te has preguntado alguna vez por qué nos enganchan las redes sociales o por qué los videojuegos son tan adictivos? Pues es justo por la recompensa inmediata que generan. El estímulo que provoca que te den un like en Instagram o que te pases una pantalla del videojuego produce ingentes cantidades de dopamina en el cerebro. Y ese es el alimento preferido de Paquito.

Por eso, como queremos volver a sentirnos de ese modo, nos mantenemos enganchados al estímulo que lo provoca. Tanto es así que han corrido ríos de tinta sobre los famosos **ayunos de dopamina.** La dopamina es un neurotransmisor dinamita, así que hay que usarlo con responsabilidad. En este caso, preferiblemente a tu favor. Cuando recompensas al elefante por el trabajo bien hecho, Paquito recibe esa descarga de dopamina y será más probable que quiera repetir la acción. Un ejemplo de que esto funciona es el experimento que hizo el psicólogo Pavlov con sus famosos perros.

Por si no lo conoces, Pavlov era un investigador del siglo XIX que demostró que se podían cambiar los desencadenantes (las señales) para provocar una conducta deseada. Se dio cuenta de que, cuando los perros veían comida, se ponían a salivar. Entonces lo que hizo fue incorporar el sonido de una campanilla para indicar a los perros que era la hora de comer. Al principio, los animales producían saliva cuando veían la comida, pero con el paso del tiempo se acostumbraron al sonido de la campanilla y llegaron a asociarlo con la llegada del alimento. Llegó un punto en que, al oír la campanilla, ya salivaban, aunque no hubiera comida.

Esto demuestra que tú también puedes marcarte un hábito que desencadene una respuesta de gratificación para reforzar el que quieres implementar. ¿No te ha pasado nunca que una actividad que al principio te daba pereza al final, a fuerza de repetición, te encanta? ¿O que, al pensar que harás una actividad placentera después de la que quieres consolidar, esta la haces más a gusto? Pues esa es la respuesta que buscamos con el poder de la recompensa. Recuerda, el hábito placentero después del exigente, nunca al revés.

Ya sabes que siempre que hagas un buen hábito debes recompensártelo, pero también has de tener un sistema de seguridad para no fallarte, una especie de *accountability* o rendición de cuentas. Esto funciona como recompensa y como cinturón de seguridad, lo que te permitirá llevar un registro de tus hábitos para mejorarlos en el futuro y hacer el proceso más sostenible. Vamos a explorarlo.

Juégate algo o busca un sistema de rendir cuentas

Todo lo que te he ido contando funciona genial para cambiar de hábitos, pero, aparte del ajo y agua, lo que te voy a decir ahora tampoco tiene mucho marketing ni lo aprobaría la cultura Mr. Wonderful. Además de intentar ponértelo fácil, hacerlo poco a poco, ir de hábito en hábito y no querer abarcar mucho a la vez, si lo quieres mantener en el tiempo, tienes que comprometerte a hacerlo y no abandonar, por muchas ganas que tengas.

En la *Odisea*, Ulises sabía que era vulnerable a los cantos de sirena, como todo mortal. Por eso se ató al mástil del barco, para no sucumbir a sus voces. Evitó tener que tirar de fuerza de voluntad para resistirse, actuó de forma muy inteligente. Esta estrategia te funcionará a corto plazo, pero a largo debes desarrollar un sistema de compromiso contigo mismo y con tu entorno. Si has leído hasta aquí, ya sabes que los seres humanos fallamos más que una escopeta de feria. Por un lado, tenemos un Paquito que nos sabotea y, por otro, por la imperfección humana —sana e inherente a la vida—, tendemos a errar. Por lo tanto, como sabes que es humano y que te vas a poner todas las trampas habidas y por haber en el camino, debes ser más inteligente que tu elefante y crear sistemas para no fallarte en los objetivos SMART que te has marcado.

Para ello, hay dos opciones que no son excluyentes:

- Apostarte algo con alguien y pagarle una multa si te saltas a la torera el plan establecido.
- Rendir cuentas a alguien que no seas tú.

Exploremos ambas opciones por separado.

El arte de imponerse multas a uno mismo

¿Por qué crees que funcionan las multas de tráfico o el carnet de conducir por puntos? Porque tendemos a cambiar más cuando nos toca rascarnos el bolsillo. En este caso, se trata de sancionarte si no cumples con lo previsto. El dinero no es más que energía acumulada a lo largo de los años: te ha costado esfuerzo ganarlo y es el resultado de tus horas de trabajo. Cuando lo gastas, estás dando tiempo acumulado en una tarea u oficio. Por eso, cuando hay dinero de por medio, implicas a tus emociones en el cambio, lo cual lo facilita sobremanera.

Piénsalo: cuando has seguido la típica dieta de entre treinta y cincuenta euros o cuando has pagado la cuota del gimnasio, que suele rondar ese precio, ¿por qué no has mantenido el hábito? Pues porque cincuenta euros no es algo relevante, no te obliga a comprometerte. En definitiva, el castigo de perder cincuenta euros no es lo suficientemente duro como para hacerte cambiar. Cuando tu apuesta por ti son cincuenta euros, Paquito no te toma en serio. De hecho, se ríe en tu cara. Es como si vas a ver a tu hijo cuando juega a fútbol y apuestas en contra de su equipo porque, en el fondo, sabes que va a perder. Pero imagínate lo que pasaría si el gimnasio, en vez de costarte treinta euros al mes, te girara un recibo de trescientos euros. Irías sí o sí, y lo aprovecharías seguro.

Existen varias formas de multarte si no cumples con el objetivo marcado. Al final, se trata de vencer el temido síndrome del *aminomevaapasar* que hemos visto antes. Recuerda que **los seres humanos tenemos un sesgo cognitivo de fábrica: no tememos a algo a largo plazo, pero sí a aquello que puede acontecer en el aquí y ahora**. Por lo tanto, tenemos que idear un sistema que nos traiga las represalias al momento presente, no dentro de veinte años. Si antes hemos visto cómo traer las repercusiones futuras a la imaginación, ahora las vamos a vivir de verdad.

Por eso, para revertir ese sesgo, una de las mejores represalias es que nos toquen el bolsillo. Por ejemplo, según cuenta el Mago More en su libro *Superpoderes del éxito para gente normal. Consigue todo lo que quieras... trabajando como un cabrón*,[10] imagínate que fumas y quieres dejarlo. Un ejemplo de castigo sería que, por cada cigarro que te fumes, dones diez euros a una asociación, club o movida que se te ocurra pero no a una que comparta tus valores, sino todo lo contrario. Por ejemplo, si eres del Betis, por cada cigarro fumado le donarás diez euros al Sevilla; si eres del PSOE, le donarás diez euros al PP (o mejor, a VOX); si eres animalista, pagarás una entrada para ver una corrida de toros; si te fumas un cigarro, ese día queda prohibido ... (inserta placer).

Esto también puedes aplicarlo al ejercicio: si te has marcado que entrenarás tres días a la semana y uno fallas (y no es por causa justificada, sino porque te ha podido la pereza), ese día tendrás que pagar prenda. Por ejemplo, te comprometes a hacer un bizum de cincuenta euros a tu pareja o a un amigo, que se encargará de donar ese dinero a una asociación-club-evento que no encaje nada contigo.

Es así: si no te juegas algo relevante —y la pasta suele doler—, no cambiarás. Las dietas de treinta, cuarenta o cincuenta euros no te ayudarán, primero porque no funcionan, como ya has visto, y segundo porque no hacen que te comprometas.

Ahora quizá estés pensando: «Pero ¿cómo voy a castigarme así?». Y te responderé: «¿Acaso es peor castigo que el que nos da la vida cuando llevamos toda la existencia siguiendo malos hábitos?». Imagínate un cáncer de pulmón avanzado con metástasis debido al tabaco, una diabetes con los pies amputados por culpa de un mal control, una enfermedad renal crónica que te lleva a diálisis tres veces por semana, una intervención quirúrgica urgente para resecar el intestino por isquemia mesentérica, etc. Te aseguro que, en ese momento, esas pequeñas multitas pagadas a corto plazo para evitar el síndrome del *aminomevaapasar* te parecerán calderilla.

El arte de rendir cuentas, el poder del *accountability*

¿Sabías que si escribes tus objetivos y apuntas diariamente tus hábitos tendrás más probabilidades de cumplirlos que si te los dejas en la cabeza? Una de las formas más sencillas de rendir cuentas es anotar nuestros hábitos en un papel y llevar un seguimiento de ellos. Es uno de los pilares básicos de mi programa, la Academia de Diabetes Online. Llevar un seguimiento es comprobar que se están llevando a cabo, en definitiva, contarnos la verdad. «Eso es llevar una agenda de toda la vida, ¿no?». Correcto, ni más ni menos. Llámalo como quieras, «llevar una agenda» tiene menos glamour que «realizar un registro de hábitos»… Si lo piensas, ¿para qué, si no, quieres una agenda? ¿Para llenarla de anotaciones de colorines?

Tener una agenda bonita está bien si quieres hacer un trabajo creativo. Es chulo, claro, pero lo importante es que planifiques tus hábitos semanales y los ordenes día a día. Es decir, supongamos que te toca hacer ejercicio tres veces por semana. En ese caso, cada domingo por la tarde tendrías que anotar qué días y a qué hora lo harás. Déjalo apuntado y registra si lo haces o no. ¿Cómo? Haz una crucecita al lado del día si lo haces y no pongas nada si no es así.

De este modo, si no lo haces, al menos no te mientes. Es como el ahorro. Si vemos básico registrar el dinero que ingresamos y el que gastamos, ¿por qué no hacemos lo mismo con los hábitos? ¿Piensas que importan menos? Existe la creencia socialmente establecida de que planificar es malo. Algunos piensan que resta espontaneidad y te hace ser muy rígido. «Esclavo de la agenda», te llaman. Y nada más lejos de la realidad.

Por desgracia, lo que observo entre las personas a las que ayudo es que no planifican nada. Y, como no organizan, nunca se dan prioridad. Van siempre a salto de mata con todo, se dejan para lo último y luego nunca hay nada para ellos. Son madres abnegadas y padres supermanes. Lo dan todo por su familia y no se quedan nada para ellos… Y así acaban: más quemados que el cenicero de un bingo.

Te diré un secreto: puedes aportar mucho más a tu familia si te cuidas con el ejercicio porque controlarás mejor la glucosa y perderás peso. Así tendrás una vejez saludable, y te aseguro que la mejor ayuda para un hijo es que, cuando sus padres son mayores, sean personas autónomas e independientes en las actividades básicas de la vida diaria. Ese es el objetivo para la vejez, aunque te parezca una tontería: ir al cuarto de baño sin ayuda cuando llegues a los noventa años. Morir joven lo más tarde posible.

Vamos a hacer un supuesto práctico de cómo organizar una

semana para una persona promedio que quiere cuidar su salud a tope, bajar la glucosa o perder peso. Esto es lo que yo haría.

■ Paso 1. Selecciona tus prioridades semanales

Imagínate que tienes que hacer estas tareas a lo largo de una semana estándar (no vacaciones, días libres especiales, fiestas o vete tú a saber qué):

1. Trabajar.
2. Cuidar de la familia.
3. Hacer la compra.
4. Limpiar la casa.
5. Preparar la comida.
6. Hacer ejercicio.
7. Dar diez mil pasos diarios.
8. Estudiar un grado o una formación por gusto.

Has dado el primer paso porque ya has descubierto cuáles son tus prioridades en la vida y a lo que quieres dedicar su tiempo. Lo siguiente es establecer hábitos que permitan que estas tareas se cumplan de la manera más sencilla posible. ¿Cómo lo haríamos? Pues de la siguiente forma.

■ Paso 2. Clasifica tus prioridades en orden de importancia

Una vez que has seleccionado tus prioridades o los hábitos que vas a realizar cada semana, ordénalos según su importancia atendiendo a tres conceptos: contexto, tiempo y energía. Siguiendo los consejos del maestro de la productividad David Allen,[11] vamos a clasificar los hábitos semanales en diferentes bloques de tiempo en los que solo nos concentraremos en ese hábito, en ningún otro:

- **Contexto.** Son los hábitos que vas a adquirir teniendo en cuenta el lugar en el que estás. Por ejemplo, no sería adecuado ponerte a hacer ejercicio en el trabajo (a no ser que te lo permitan) ni estudiar los apuntes del grado mientras haces la compra.

- **Tiempo.** Además de seleccionar un lugar donde vayas a poner en práctica tu hábito, tienes que elegir la franja horaria que le vas a dedicar. Es decir, debes llegar a un acuerdo razonable contigo sobre qué días de la semana y a qué hora lo vas a hacer. Apúntalo, y añade también dónde lo harás.

- **Energía.** No todos los hábitos requieren la misma energía mental. No es lo mismo estudiar que preparar la comida. No es lo mismo hacer ejercicio que leer por placer. No es lo mismo limpiar la casa que salir a caminar mientras escuchas tu música favorita. En general, los hábitos que más te cuesten es mejor hacerlos al principio del día porque, como ya hemos visto, es el momento en que tienes más energía. Y voy más allá, mejor si te los pones al principio de la semana. Así tendrás menos cansancio acumulado por los días que has estado trabajando. Por ejemplo, un error frecuente es dejar el ejercicio para lo último, cuando debería ser al revés. Como es lo que más te cuesta, hazlo al principio, a no ser que seas un fanático y te lo pongas al final del día para usarlo como recompensa (que es, por ejemplo, lo que hago yo). ¿Ves? Ahora todo encaja. Se trata de adaptar cada hábito y estructura a tu contexto personal.

Una vez tienes la lista de tareas que quieres realizar, lo primero es asignarles una prioridad con relación al objetivo que pretendes conseguir. Las vamos a ordenar de más a menos importante:

NO NECESITAS FUERZA DE VOLUNTAD, NECESITAS HÁBITOS

1. **Trabajar.** Sería lo primero: suele tener un horario predefinido y, si no trabajas, no tienes dinero para subsistir.

2. **Cuidar de la familia.** Esto es lo más importante, pero no tiene un horario predefinido. Debemos fijarlo en la agenda como «tiempo de descanso».

3. **Dar diez mil pasos diarios.** Te requerirá al menos una hora y media, y lo puedes hacer en la calle o en casa.

4. **Hacer ejercicio.** Es una actividad de alta demanda que te requerirá, al menos, media hora tres días a la semana. Lo puedes hacer en el gimnasio o en casa.

5. **Preparar la comida.** Es interesante que desarrolles el hábito del *batchcooking*: cocina una vez por semana y deja gran parte de la comida lista y guardada en táperes en la nevera para comer de forma saludable.

6. **Limpiar la casa.** Lo mejor es tener un día predefinido para hacerlo.

7. **Hacer la compra.** Lo mejor es tener un día predefinido para hacerlo.

8. **Estudiar un grado o una formación por gusto.** Sería lo menos prioritario, déjale el hueco que encuentres.

■ Paso 3. Ordena los hábitos/prioridades en un calendario semanal

Una vez sabes cuáles son tus tareas y la prioridad de cada una, deberías hacerte un *planning* semanal de lunes a domingo para cuadrar estos hábitos y llevar un registro que te permita comprobar que se cumplen tal como los has programado y asegurarte de que el sistema funciona. Por ejemplo, así:

	LUNES	MARTES	MIÉRCOLES	JUEVES	VIERNES	SÁBADO	DOMINGO
7.00-7.30	Ejercicio		Ejercicio			Ejercicio	
7.30-8.30	Desayuno	Desayuno	Desayuno	Desayuno	Desayuno		
8.30-15.00	Trabajo	Trabajo	Trabajo	Trabajo	Trabajo	Ocio	Organizar agenda
16.00-19.00	Comida y estudio	Comida y estudio	Comida y estudio	Comida y estudio	Comida y estudio	Comida y estudio	Pasos y ocio
19.00-21.00	Pasos	Pasos	Pasos	Pasos	Pasos	Pasos	Comida de la semana
21.00-23.00	Ocio y cena	Ocio y cena	Ocio y cena	Ocio y cena	Ocio y cena	Ocio y cena	Cena

	LUNES	MARTES	MIÉRCOLES	JUEVES	VIERNES	SÁBADO	DOMINGO
Ejercicio	X		X			X	
Diez mil pasos	X	X		X		X	X
Estudio	X		X		X		
Cocinar para toda la semana							X
Limpieza general						X	

Figura 33. Planificador semanal. Fuente: elaboración propia.

Ahora parece que tienes tiempo para todo. Evidentemente, deberás renunciar a ciertas cosas, como ver la televisión todo el día o hacer *scroll-down* en Instagram muchas horas. Todo no se puede, pero esta es la base del cambio de hábitos. Por cierto, si quieres recibir gratis nuestro planificador oficial de la Academia de Diabetes Online en tu correo electrónico para utilizarlo como material de apoyo a este cambio de hábitos, escanea este código QR:

Además, no solo recibirás de regalo el planificador, sino también una video-clase exclusiva en la que te enseñaré cómo leer las etiquetas de los productos en los supermercados para bajar la glucosa y perder peso. 😊

Y quizá estés pensando: «Vale, esto está muy bien, pero ¿qué pasa si surge un imprevisto?».

Anticípate a los imprevistos

Como su nombre indica, hay imprevistos que no podemos predecir. Spoiler: siempre pasa, por bien que te planifiques, pero hay muchos que se pueden evitar. Por ejemplo, si te organizas de esta manera para tener la comida lista en la nevera cada semana y no perder tiempo cocinando a diario, estarás reservando horas para cosas más importantes y, si aparece un imprevisto, contarás con herramientas para manejarlo.

Por otra parte, olvídate de los planes perfectos. Recuerda que es otra de las trampas que te pone Paquito: no existen. Los planes debes concebirlos como obras de arte vivas. Al principio, te tienes que planificar, y lo harás mal, porque no te conoces ni sabes cuánto puedes abarcar. Deberás realizar ajustes sobre la marcha hasta que todo encaje en tu vida. Pocas personas se planifican bien a la primera. Siempre necesitas el feedback que te dan los resultados que vas consiguiendo al seguir el plan.

Si al principio no te va bien, tranqui, no te desanimes. Cambia lo que puedas y vuelve a intentarlo. Con el tiempo y la práctica te convertirás en un gran planificador, dominarás tus hábitos y, por lo tanto, tu vida. Conducirás a Paquito adonde te dé la gana y, a pesar de que no todo saldrá como quieres, al menos tendrás mucho camino ganado para controlar la diabetes y perder peso.

Únete a personas que buscan lo mismo que tú

Por último, si quieres que el cambio de hábitos sea más llevadero, puede venirte bien modificar el entorno y rodearte de personas que persiguen el mismo cambio que tú. Los seres humanos somos criaturas sociales capaces de contagiarnos los hábitos como si fueran resfriados. De hecho, hoy sabemos que esto es tan cierto que, si tu círculo de amigos tiene obesidad o sobrepeso, lo más probable es que, con el tiempo, también tú tengas que comprarte unos pantalones más grandes. La compañía pesa mucho más de lo que pensamos.

Jim Rohn decía la famosa frase de que «Eres la media de las cinco personas con las que pasas más tiempo». Esto, aunque suene a cliché, por experiencia te digo que es total y absolutamente cierto. Recuerda que la manera de purificar a Paquito es con el agua cristalina que traes del lago mientras abres el grifo del desagüe para vaciar el agua estancada de la presa. Esa agua nueva y pura puede multiplicarse si más personas te ayudan a llenarla con agua del lago, ya que lo harás más rápido y te cansarás menos. Poco a poco, te irás contagiando de los hábitos de esas nuevas personas que vas conociendo e irás aprendiendo de ellas.

Y quizá estés pensando: «Pero ¿cómo puedo hacerlo, si no conozco a personas nuevas?». Una de las ventajas que tenemos en la Academia de Diabetes Online es que no hace falta que vayas a ningún sitio a conocer a nadie, puedes charlar online. Si además vas viendo los resultados que obtienen personas que son como tú, es más que una motivación para adherirse al cambio. Unirte a quienes no se conforman con la situación en la que están y quieren ir un paso más allá hará que modifiques tus estándares mentales.

Eso es lo que permite que dejes de conformarte con el malestar que te provoca la situación en la que estás y te dará el impulso necesario para convencer a Paquito de que vas en la dirección correcta. A tu elefante le gusta tanto la compañía que no sabe decir que no a un cigarro o un cubata. Pero es que tampoco sabe decir que no a unas series de flexiones o a un paseo… Todo depende de cómo lo domestiques. Si te juntas con los que les dan a los porros o las *shishas*, acabarás siendo un cachimbero, y si te juntas con personas que hacen deporte, acabarás siendo deportista. Todo depende de los estímulos que le pongas enfrente a tu elefante Paquito.

¿Cómo aplicar esta metodología para frenar el picoteo y la ansiedad por la comida?

En ese caso, lo primero que suelo hacer es comprobar que la persona no esté llevando una dieta restrictiva de prohibir alimentos o pasar hambre. Si es así, es normal que le entre ansiedad y sienta el impulso de levantarse a comer por la noche. Si es tu caso, lo primero es olvidarte de dietas y aprender a comer, como ya hemos visto.

Si no es tu caso y lo haces como hábito, debes enfrentarte a la ansiedad y no levantarte a comer. Tienes que eliminar el hábito de comer de forma emocional. Darse un capricho dulce de vez en cuando está permitido, pero nunca para librarte de la ansiedad. Y ahí está la clave cuando hablamos de la relación con la comida: los alimentos no son malos en sí, lo malo es cómo se utilizan. Y tú comes para librarte de una emoción perturbadora.

214 LA SOLUCIÓN

Recuerdo el caso de una alumna de la academia, a la que llamaremos Maribel. Había hecho dietas durante toda la vida y había probado infinidad de métodos para perder peso. Lo pasaba tan mal que había desarrollado el hábito de levantarse a comer por la noche porque le entraba ansiedad al pensar en todas las veces que había pasado hambre o le prohibían los alimentos.

Cuando empezó a trabajar con nosotros y comenzó a perder peso y a verse genial, se dio cuenta de que tenía arraigado, y aún mantenía, el hábito de levantarse a comer por la noche, a pesar de que no se sintiera a dieta. Me lo describía como un nudo de ansiedad que la hacía despertarse siempre a la misma hora y que no se deshacía si no picaba algo.

En esa circunstancia, después de asegurarme de que no estuviera llevando una dieta restrictiva e identificar que la causa era esa, le dije: «Maribel, lo que vamos a hacer es lo siguiente: tenemos que afrontarlo y deshabituarte». Vamos a seguir el método de los cuatro pasos para la ansiedad (créditos a mi querido amigo Rafael Santandreu). Veamos cómo se realizaría el sistema para vencer al monstruo de los antojos. Montaremos una doble línea defensiva. La primera justo antes de comer y una segunda si la primera nos falla. La primera sería el archiconocido método de los cuatro pasos para la ansiedad:

1. **Resístete a la emoción inicial.** Si te da el pico de ansiedad y te quieres levantar a comer o asaltar la nevera, resístete. Quédate donde estás. Por muy caprichosa que se ponga tu mente, aguanta, sé cabezota. Es una pataleta de un niño chico. No te vas a morir por sentir una simple sensación. No le des más importancia de la que tiene. Tranquilidad, ponte cómodo con ella.

2. **Acéptala profundamente.** Es el paso más difícil. Acepta profundamente. Siente el nudo en la garganta. Siente la presión en el estómago. Siente la cabeza que no calla.

Siente el pálpito en las sienes. El corazón que se acelera. Toma aire y piensa: «Esto no es nada para mí, en realidad estoy muy bien así». Puedes incluso imaginar que esa sensación de presión, apretón o nudo va cambiando de lugar en el cuerpo. Puedes manejarlo. Date permiso para sentirlo. No muerde, no pica. Abraza la sensación con todo tu corazón. No quieras que se vaya, dale la bienvenida. Trátala como un compañero de viaje. Ponle un nombre: «Ya estás aquí, Ansi, vente conmigo».

3. **Flota.** En este punto, prolonga tus sensaciones en el tiempo. Repítete unos mantras, por ejemplo: «Acepto, todo es humo», «Podría estar bien sintiendo esto toda la vida», «Soy un crack, aguanto como un estoico, como si tengo que estar así toda la vida, me da igual», «Resisto, soy fuerte y valiente». Abandónate, flota, siente. No parchees. No mediques. Aguanta. Vívelo a pelo.

4. **Deja que pase el tiempo.** Conforme pases diez o quince minutos en ese estado te darás cuenta de que la emoción se ha ido. Ya no aprieta con esa intensidad. Te ha dejado libre. Si no te ha dejado libre, ponte a hacer otra cosa que no sea comer; de hecho, puedes planificar esa actividad de antemano. «Cuando me dé la ansiedad y me invite a comer me comprometo a… » (inserta actividad). Esto se conoce como intención de implementación. Funciona. Ponlo por escrito. Comprométete. Tarde o temprano te darás cuenta de que en ningún momento necesitaste comer. La emoción se pira sola. Tal como vino se fue, es humo. Esto es así en el cien por cien de las ocasiones. Ningún paciente en consulta me ha dicho que el antojo le haya durado más de diez o quince minutos (he hecho la pregunta unas mil veces). Es más, cuando les da el antojo y no disponen de comida (por ejemplo, en el trabajo o en la calle), incluso se les pasa más rápido. Yo en ese punto les digo: «¿No te das cuenta

de que el problema no es la comida, sino que quieres quitarte de encima un mal rollo? ¿Y que por tenerle miedo a sentir vas y comes? Son diez minutos, tío, aguanta. Vale la pena».

Esta sería la primera línea defensiva, y ya por sí sola puede funcionar. Pero supongamos que esta estrategia no ha funcionado y te encuentras delante de la comida dispuesto a zampar para quitarte la ansiedad. No hay problema, aún tienes un as bajo la manga. Es algo curioso que comenta el psiquiatra Judson Brewer en su libro *Comer sin hambre*: cuando comemos emocionalmente, nuestro cerebro solo siente los dos primeros bocados; luego desconecta. No saborea la comida. Se come por impulso, sin pensar. Pasa lo mismo que cuando se fuma tabaco. Utilizaremos pues la conciencia a nuestro favor para deshacernos del hábito perjudicial. Veamos cómo.

La idea es que te coloques justo delante del elemento con el que te vas a dar el festival de calorías, por ejemplo, una bolsa de patatas fritas. Ten a mano un papel y un boli.

Paso 1. Antes de empezar a comer, hazte la siguiente pregunta y escribe la respuesta: «¿Qué gano comiendo esto?». Es decir, pregúntate si es necesario antes de hacerlo. Tómate unos minutos antes de responder. Pon un cronómetro incluso y dedícate a escribir. Si no puedes escribir, al menos responder en voz alta ya ayuda a poner una pausa entre la sensación y la ingesta. La clave es que la conciencia intervenga en el proceso.

Paso 2. Llévate unas patatas fritas a la boca. Mastica. Muerde. Saborea. Toma conciencia de la masa chiclosa que son. Siente el aceite frito y asqueroso en los dientes. Siente las migajas repugnantes en la lengua. Saborea la sal que te deja la boca como una suela de zapato. Piensa en todas las enfermedades que te va a provocar. Trágalas y date cuenta de lo mal que le sientan al estómago. Estás comiendo basura, y tu cuerpo lo sabe. Si haces bien esta visualización, no querrás seguir comiendo. Pero debes poner conciencia plena.

Paso 3. Una vez termines la ingesta, vuelve al papel y anota tu respuesta a la siguiente pregunta: «¿Cómo me siento de satisfecho? ¿Me siento a gusto conmigo mismo?». La clave aquí es retirar el elemento reforzante. La idea es que te sientas tan mal mientras lo haces y *a posteriori* que a base de repetición no quieras seguir con el hábito.

Todo este proceso se puede aplicar realmente a casi cualquier hábito negativo. También valdría, por ejemplo, para dejar de fumar.

Siguiendo esta estrategia de los cuatro pasos repetida en el tiempo, Maribel dejó de levantarse a picar por las noches. Al principio hubo recaídas, como es normal, pero a fuerza de repetir se curó. Y solo ella sabe la calidad de vida que ha ganado…

Tres palabras para conseguir lo que quieras en la vida

Querido lector, ya tienes el sistema. Ahora solo te faltan tres detalles fundamentales para lograr los resultados que buscas: paciencia, trabajo y compromiso. Forman parte de mis valores vitales, y son lo único que necesitas para gobernar a tus demonios internos. Si te das cuenta, no has de hacer dieta, ni tomar batidos o suplementos, ni tampoco pincharte nada. Solo tienes que ordenar tu vida. Y eso es imposible si no has adquirido unos hábitos que te lo permitan. Por eso este es uno de los capítulos más importantes del libro. Pero ojo: compromiso no es perfección, y tampoco significa no fallar nunca (que nos conocemos). Veamos qué es ser una persona comprometida.

Ser una persona comprometida significa que no vas a rendirte a la primera de cambio. No quiere decir que lo hagas todo perfecto, ni mucho menos, sino que vas a tratar de hacer las cosas un poquito mejor cada día y de forma más eficiente. Cuando nos domina el tal Paquito porque no lo hemos educado, nos pierde la gratificación instantánea, no nos disciplinamos, no nos autoeducamos. Y eso es lo opuesto al compromiso. Cuando somos niños, hacemos lo que nos dicen nuestros padres y les obedecemos porque pensamos que es lo mejor para nosotros. Eso está muy bien, pero cuando nos convertimos en adultos debemos ir un paso más allá y transformarnos en nuestros propios padres. Llegados a este punto, puede haber niños de pelo canoso de cincuenta y siete años o ancianos joviales de veinticuatro. La madurez no depende de la edad. Séneca, el filósofo estoico, decía que estas personas no han vivido mucho, sino que han existido mucho, lo que es muy diferente.

Siempre pretendemos que haya alguien por encima de nosotros —más sabio, más guapo, más rico o más famoso— que nos diga lo que tenemos que hacer, pero no nos paramos a seleccionar nuestras prioridades en la vida, qué queremos conseguir y, sobre todo, a qué le vamos a dedicar tiempo, dinero, esfuerzo y energía. Eso no lo decidimos de forma consciente. Vamos por ahí olfateando la siguiente pieza de placer rápido que podemos obtener para paliar la frustración diaria que nos provoca un trabajo que no nos gusta, una pareja que no nos llena o unos amigos que no nos aportan nada.

Y todo esto lo tenemos porque no nos paramos a pensar. Nos dejamos llevar por la corriente, y por eso tenemos estos hábitos que nos conducen a repetir acciones cada día que, con el tiempo, generan un resultado concreto. No somos conscientes de que llamamos «destino» a lo que es fruto de una serie de decisiones que tomamos diaria e inconscientemente, y luego queremos parchear las consecuencias (kilos y glucosa) de esos malos hábitos con una dieta rápida.

Además, queremos obtener los mismos resultados que la gente a la que le va bien, pero siempre nos fijamos en eso: en los resultados. Nunca prestamos atención a los procesos (hábitos) que siguen para conseguirlo, o no estamos dispuestos a esforzarnos para adquirirlos porque hacerlo supondría modificar cosas que muchas veces ni siquiera estamos dispuestos a cambiar. **Ese es el compromiso: hacer lo que hay que hacer aunque no me guste. Hacer lo que hay que hacer porque es lo correcto. Fin.** Porque sé que mi futuro yo vivirá mejor cuando tome las decisiones correctas. **Tomar decisiones no es, por lo tanto, hacer dieta ni comer poco.**

Imagínate que alguien come por ansia, como le pasa a mucha gente, y esa conducta le lleva a la obesidad. Supón que la causa de la ansiedad es que vive con un marido al que no ama y que le sabotea cualquier intento de perder peso. Entonces, en lugar de centrarse en el proceso que le hace ganar peso o tener diabetes —en este caso, vivir en un ambiente disfuncional—, se centra en el truco: la pastilla, el batido, etc. Si no modifica las causas que le hacen ganar peso, será inútil. Lo recuperará.

Otro ejemplo que se me ocurre está relacionado con el fútbol. Vemos los goles de Messi, de Cristiano Ronaldo o de cualquier otro futbolista balón de oro y queremos ser como ellos: el capitán del equipo que levanta la copa de la Champions y recibe todos los honores. Una vez más, esto es centrarse en los resultados, no en el proceso, que serían los hábitos que conducen a ese resultado final y que no dependen tanto de nosotros como de crear el proceso. ¿Eres consciente de que, para que el delantero marque un gol, tiene a un centrocampista detrás haciéndole el trabajo sucio? ¿De qué te sirve meter cinco goles y ser el pichichi de la liga si a tu equipo le marcan seis? No sirve de nada. Y si lo haces repetidamente, descenderás de categoría.

Soy un firme defensor de que el proceso de generación de hábitos para adelgazar y controlar la diabetes es muy parecido. Es mejor que te olvides de las grandes gestas heroicas y que te centres en aquellas situaciones cotidianas a las que no les prestas tanta atención, pero, al final, si las vas sumando, te hacen palmar lo que no está escrito.

Un año para cambiar tu vida

Cuando los alumnos entran por primera vez en la Academia de Diabetes Online, siempre les digo lo mismo: «Tómate un año para que, con calma, vayas cambiando tu vida». Si te centras y te marcas bien los objetivos, dentro de un año tu vida puede ser muy distinta y, en definitiva, convertirse en la que quieres tener. La diferencia está en tu capacidad para pensar a largo plazo.

El ser humano siempre infravalora lo que puede hacer en un año, pero sobreestima lo que puede hacer en un día. Así somos de lerdos como especie. Y eso es porque tenemos un Paquito que nos somete a engaños todo el tiempo. ¿Por qué sobreestimamos lo que podemos hacer en un día? ¿Quién no ha dicho eso de «Yo puedo con todo» y ha acabado por no hacer nada? Muchísima gente. Chorrocientas personas, diría yo. Y eso se debe a que apenas tienen conciencia de que:

1. Su tiempo es limitado, la vida no da para todo.

2. Como piensan que pueden con todo, no priorizan. Todo les parece importante.

3. No usan agenda, lo llevan todo en la cabeza. No tienen un sistema de registro para saber si cumplen los hábitos o no. No hacen consciente su inconsciente, por así decirlo. Por eso son poco organizados y, por lo tanto, poco consistentes.

4. Cuando sienten que fallan al no seguir el plan, lo achacan a que era muy difícil, al tiroides, a que les falta fuerza de voluntad o a la menopausia. Y no es eso, es que la mayoría de las veces no priorizan las tareas importantes y se pierden en lo urgente. De hecho, ni siquiera planifican.

5. Si dejan la planificación de las tareas importantes en manos (o patas) de Paquito, los manipulará de cuarenta

mil formas. Es más, los saboteará para que no las hagan. Son ellos los que tienen que planificar.

Pero ese ya no es tu caso, querido lector. Ahora ya sabes de qué va el juego. Ya tienes el sistema. Pero queda lo más importante: ponerlo en práctica con cada hábito concreto. Si estás preparado, sigue leyendo. ¡Vamos a por ello!

9

Los cuatro hábitos definitivos que te permitirán perder peso y controlar la glucosa para siempre

Hemos llegado a la fase final de la carrera. Primero hemos visto qué es la diabetes y cómo nos causa daños a largo plazo. Hemos aprendido cuáles son los obstáculos que nos encontraremos para perder peso y hemos descubierto cómo solucionarlos. Nos falta poner la guinda al pastel. Vamos a la parte práctica, en la que verás tus primeros resultados.

Averiguaremos cómo hay que hacer el ejercicio físico de fuerza, exploraremos estrategias para movernos más durante el día, veremos cómo mejorar la alimentación y entenderemos la importancia que tiene optimizar la cantidad y la calidad de horas que dormimos. Estos hábitos realizados de forma combinada nos darán resultados con la glucosa y con el peso.

Sin embargo, no todo tiene la misma importancia. Unos elementos pesan más que otros. **Un 20 % de los factores explican el 80 % de los resultados**, lo que se conoce como **principio de Pareto**. Para ejemplificarlo, en cada hábito encontrarás una pirámide o un círculo dividido en sectores. La base de la pirámide o las partes más grandes del círculo indican qué es lo más relevante. Por lo tanto, de poco te servirá tener dominado el último escalón si no has construido el primero.

En muchas ocasiones, dominar un 20 % es más que suficiente para mantenerte toda la vida, no necesitas ir a por más. En otros casos, profundizar más de lo conveniente puede hacernos palmar más que ganar, situación que se conoce como la **ley de los rendimientos decrecientes**. En cuestiones de salud, salvo que te dediques profesionalmente a ello, te recomiendo que lo evites. Mi objetivo con este libro es cumplir el principio de Pareto a muerte, es decir, que con esto tengas más que suficiente para el resto de tu vida. Siempre habrá tiempo de profundizar, pero no te servirá de nada si primero no has construido unas bases sólidas para tu pirámide. Y esas son las que aprenderás aquí.

Ahora que ya sabes cómo se crea la adherencia a un hábito (lo fundamental), ha llegado el momento de aprender a escalar.

1. Ejercicio

Como ya conoces la diferencia entre actividad física y ejercicio, puedo permitirme el lujo de unir ambos conceptos para que los integres en tu vida. Al final, la actividad física es todo aquel movimiento que no planificamos, y el ejercicio es movimiento que planificamos, es repetitivo y mejora la condición física. Por lo tanto, mi propuesta diaria para las personas que quieran tener una salud de hierro y unos niveles de glucosa y peso óptimos sería el **plato saludable del ejercicio**:

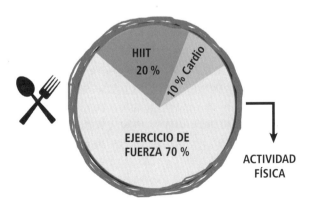

Figura 34. El plato saludable del ejercicio. Fuente: elaboración propia.

Este esquema pretende simular el plato de Harvard como modelo mental de alimentación saludable. Más adelante profundizaremos en él, pero antes, ¿por qué considero que es la forma óptima de organizar el ejercicio? Por varias razones:

1. Si somos físicamente activos (caminamos lo suficiente) y realizamos ejercicio de fuerza, ya habremos recorrido el 70-80 % del camino. Como ya he comentado, a las personas que están muy fuera de forma, el mero hecho de caminar podría hacer que aumentase su nivel de resistencia aeróbica (mejora del cardio). Esta forma de entrenar puede mejorar el estado de salud del 90 % de la población y hacer que se mantenga sana.

2. Una vez implementado lo anterior, aumentaremos casi un 90 % los beneficios del deporte si incorporamos el HIIT (cardio de alta intensidad). Si queremos dar un paso más, podemos realizar ejercicio aeróbico prolongado, pero quizá el tiempo invertido no compense las ganancias potenciales.

Es decir, siguiendo el principio de Pareto que hemos visto, el 80 % de los beneficios vendrán de sumar la actividad física al ejercicio de fuerza, y el 20 % restante se obtendrá al añadirle el HIIT y el entrenamiento de cardio (aeróbico). En caso de no tener tiempo para este último, quizá solo con el HIIT se pueda llegar al 95 % de los beneficios con una mínima inversión de tiempo.

Por supuesto, este plato de ejercicio saludable está pensado para la población general. No es mi intención que lo apliquen deportistas de alto nivel, ya que, debido a las condiciones específicas de cada deporte, deberán priorizarse unas cualidades físicas u otras. Por otra parte, me centro en un objetivo estricto de salud, no de rendimiento físico. Será cien por cien adecuado para aquellas personas que quieran mantener a raya el peso y la glucosa, y mejorar su estado de salud. Una vez conocido esto, avancemos hacia las estrategias específicas para mejorar en cada punto.

Ejercicio de fuerza

La clave es saber cómo empezar. En este caso, voy a trazar un paso a paso de lo más a lo menos importante; en muchas ocasiones nos perdemos en los detalles, dejamos de lado lo relevante y, en consecuencia, no mejoramos.

Paso 1. Selecciona bien los ejercicios que vas a realizar

Esto depende de tu nivel: principiante, intermedio o avanzado. En el anexo 1 encontrarás varias propuestas de ejercicios de fuerza según tu experiencia. Sin duda, si mi objetivo fuera controlar el peso y los niveles de glucosa, la base de mi entrenamiento serían los ejercicios multiarticulares, ya que me harán trabajar los principales músculos de todo el cuerpo y mejoraré los patrones de movimiento básicos de la forma más eficiente posible. Aunque lo verás con detalle en el anexo, aquí te dejo algunos ejemplos de ejercicios que pueden dividirse según los grupos musculares que se trabajan:

- **Pectorales:** Flexiones en el suelo, en la mesa o en la pared, *press* de banca, aperturas de hombros, empujes en máquina, etc.

- **Hombros:** *Press* de hombro, *press* militar, flexiones inclinadas, remo con mancuernas, flexiones haciendo el pino (nivel pro)…

- **Espalda:** Dominadas, remo con mancuernas, remo *pendlay*, jalón al pecho, etc.

- **Abdomen:** Planchas abdominales frontales y laterales, elevaciones de piernas, *crunch* abdominal…

- **Piernas:** Sentadillas y sus variantes, peso muerto y sus variantes, gemelos, etc.

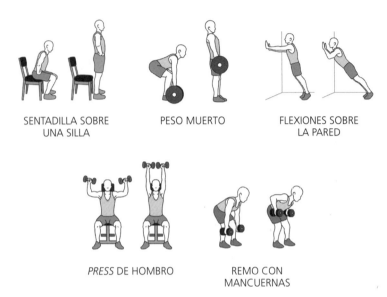

Figura 35. Algunos ejercicios de fuerza.

Mi recomendación es que, hasta que no domines un ejercicio del nivel básico, no pases al intermedio, ni de este al avanzado, porque te puedes lesionar. Uno de los mayores errores de las personas que están empezando a hacer deporte es que no saben cómo hacerlo, por eso, si dudas, ponte en manos de alguien que te pueda guiar. Este es el primer paso sí o sí.

Paso 2. Selecciona el número de series, la intensidad de partida y la frecuencia óptima

Esto también dependerá de tu nivel: principiante, intermedio o avanzado. Si es más alto, necesitarás más series y una mayor intensidad para mejorar. En caso de que acabes de empezar, a poco que hagas (bien, claro está), verás resultados, te lo garantizo. Lo primero es entender qué es una serie.

Una serie no es más que el conjunto de repeticiones de un ejercicio. Por ejemplo, si el plan es hacer 3 × 8 de sentadillas, tendrás que realizar ocho repeticiones en tres tandas, y cada tanda será una serie. Entre serie y serie, te recomiendo que descanses para recuperarte. Si cuando terminas tienes la sensación de que no necesitas descansar, significa que la has ejecutado con poca intensidad. Es decir, le has puesto pocos kilos.

Recomiendo que el grado de intensidad de los ejercicios de fuerza se mida a través de dos variables: la tasa de esfuerzo percibido (RPE) y las repeticiones en recámara (RIR). Puedes usar una u otra, pero, si estás empezando, es mejor que te fijes en la RPE, ya que es más sencilla. Esta tasa no es más que una nota del uno al diez con la que se puntúa el esfuerzo: si es superduro, ponle de un ocho para arriba; si es intermedio, entre un seis y un ocho; si es muy suave, de un cinco a un seis para abajo. Tengo un par de noticias para ti, una buena y otra mala. La mala es que cuando se trabaja a una intensidad insuficiente no hay tanta mejora en la fuerza ni en la ganancia de masa muscular, aunque sigue siendo mejor que quedarse tumbado en el sofá. La buena es que no necesitas machacarte ni reventarte. Con entrenar a una intensidad entre el seis y el ocho vas más que sobrado, así que no acabarás medio muerto.

Si tu nivel es intermedio o avanzado, utiliza el RIR, que se mide cuando ejecutas una serie y la terminas. ¿Cuántas repeticiones te quedan para llegar al fallo muscular y no poder levantar ni una más? Entre el RIR 2 y el RIR 3 se produce la mayor ganancia de masa muscular. Es decir, cada vez que haces una serie y la terminas, debes tener la sensación de que puedes hacer dos o tres repeticiones más. Si podrías haber hecho diez más, estás trabajando con muy poca intensidad. La mayoría de la gente que va al gimnasio no mejora porque no aplica la intensidad suficiente, y a lo mejor seleccionan mal los ejercicios, de manera que se saltan también el primer paso.

Si estás empezando, te recomiendo que sigas el esquema de fuerza llamado **full body**. Básicamente indica que trabajas todo el cuerpo en una misma sesión de entrenamiento. Es el más adecuado para los principiantes, ya que no se sobrecarga un mismo músculo y se reduce la fatiga, lo que mejora la adaptación al ejercicio. Es el esquema que nos gusta emplear en la academia. Aunque encontrarás más rutinas en el anexo, un ejemplo de *full body* sería trabajar en un mismo día sentadillas para las piernas, algo de remo para la espalda, un *press* con mancuernas para el pecho y un *press* de hombro para el deltoides. Si te da tiempo, podrías acabar con unos abdominales y poco más. Sesión de entrenamiento lista.

Un buen punto de partida para las personas que están empezando sería comenzar con entre ocho y doce series por ejercicio divididas en tres sesiones de entrenamiento a la semana. A esto se le llama «frecuencia 3». Si fueran dos veces, sería «frecuencia 2». Esta frecuencia divide las series que no se podrían hacer en un día porque se fatigaría demasiado el músculo.

Paso 3. Sobrecárgate de forma progresiva

Huelga decir que, a lo largo de las semanas, tanto las series como las repeticiones deben ir *in crescendo*, al menos ser cada vez más intensas (por ejemplo, acortando el tiempo de descanso o añadiendo más peso, si se puede). De esta manera se produce una sobrecarga progresiva que hace aumentar la fuerza poco a poco, que es lo que deseamos. Hay diferentes formas de generar una sobrecarga progresiva a lo largo de las semanas. Algunos ejemplos serían los siguientes:

- Aumentar el número de series con un peso determinado.
- Aumentar el número de repeticiones con el mismo peso.
- Acortar los tiempos de descanso (el óptimo es de entre dos y cinco minutos, en función de la intensidad de la serie).
- Subir de nivel y hacer ejercicios más difíciles.
- Añadir peso a los ejercicios realizados con peso corporal.

Y esta es otra respuesta a la pregunta «¿Por qué no mejoro, si siempre hago lo mismo?»: haces siempre lo mismo y no te sobrecargas. Conozco a gente que va al gimnasio desde hace veinte años y sigue levantando el mismo peso. ¿Cómo vas a mejorar, si no aumentas los kilos que levantas? Si quieres bajar de peso y controlar la glucosa, los principios del entrenamiento de fuerza se aplicarían también en este caso.

Paso 4. Añade todo lo demás (si quieres)

Si aplicas estos tres primeros pasos al entrenamiento de fuerza, es más que probable que consigas una mejora que no has logrado en tu vida. Puedes elegir entre quedarte aquí y alcanzar el 80 % de los resultados o ir un paso más allá e incorporar algunos elementos a tu entrenamiento:

- Aumenta el tiempo de la fase excéntrica del movimiento respecto a la concéntrica en una ratio 2:1, es decir, tarda el doble en hacer una bajada que un levantamiento. Si, por ejemplo, haces un *curl* de bíceps, cuando flexionas el brazo para llevarte la mancuerna al cuerpo estás en la fase concéntrica del movimiento. Cuando bajas para recuperar la posición inicial, entras en la fase excéntrica. Aumenta el tiempo de esa fase y verás cómo pica.
- Modifica los tiempos de descanso en función del nivel de esfuerzo del ejercicio.
- Utiliza técnicas de entrenamiento avanzadas, como biseries, superseries, circuitos, *rest-pause*, etc. (no las trataremos en el libro).

HIIT

El HIIT (*high-intensity interval training*) es un entrenamiento por intervalos de alta intensidad que consiste en realizar diferentes ejercicios aislados o combinados a la máxima velocidad o potencia (o a un porcentaje alto) de forma intercalada con periodos de descanso a baja intensidad o de reposo absoluto. Aunque en el anexo encontrarás algunas de las rutinas que utilizo, voy a ponerte un ejemplo:

- Cuatro intervalos de ocho *burpees* y doce sentadillas (una ronda). Realiza el máximo número de rondas en tres minutos con un tiempo de descanso de treinta segundos entre un intervalo y otro.

- Intervalo de tres minutos: realiza el máximo número de rondas posible.

- Descanso de treinta segundos: camina o quédate quieto mientras esperas a que llegue el siguiente intervalo de trabajo.

- Repite el intervalo descansando treinta segundos entre uno y otro. El final del entrenamiento llegará cuando completes los cuatro intervalos.

Aquí **el concepto clave es la intensidad**, que se puede medir por RPE y puntuar el esfuerzo del uno al diez. No hace falta llegar al diez para mejorar; si la mayoría de las veces te quedas en un trabajo continuo entre el siete y el ocho, será más que suficiente. Por lo tanto, en este entrenamiento seguiríamos los mismos pasos que en el ejercicio de fuerza:

Paso 1. Selecciona los **ejercicios** que vas a realizar, por ejemplo, *burpees* y sentadillas. Todo depende de tu nivel de partida.

Paso 2. Selecciona un nivel de **intensidad** que se pueda medir por RPE, un número de **series** (intervalos) y la cantidad de **repeticiones** por ejercicio.

Paso 3. Trata de mejorar (**sobrecargar**) a medida que vaya pasando el tiempo. Por ejemplo, puedes añadir intervalos de forma semanal o mensual (en vez de hacer cuatro, pasar a cinco), intensificarlos al aumentar el número de repeticiones de *burpees* o sentadillas, o hacer más rondas en cada intervalo. Las formas de progresar son casi infinitas.

En estos casos, te recomendaría que añadieras una o dos series semanales de cardio complementarias al entrenamiento de fuerza; si no te da tiempo, piensa que, de todas formas, alcanzarás gran parte de sus beneficios.

Entrenamiento aeróbico o de resistencia (cardio)

Este tipo de entrenamiento, aunque está repleto de beneficios, tiene una pega: requiere bastante tiempo conseguirlos. Podemos dividir el cardio en las zonas clásicas que ha estudiado el fisiólogo español y profesor de la Universidad de Colorado, en Estados Unidos, Íñigo San Millán.[1]

Las zonas son los grados de intensidad que podemos dar al entrenamiento de cardio. Cuanto más alta es, más se acelera la

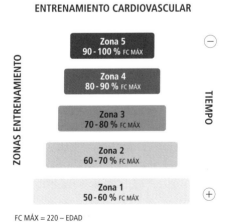

Figura 36. Zonas de entrenamiento cardiovascular. Fuente: San Millán, 2023.

frecuencia cardiaca y más nos mete en rangos de HIIT, como he comentado. Por eso el HIIT es poco sostenible en el tiempo, ya que fatiga mucho y muy rápido. En cambio, el cardio puede extenderse más porque no genera tanta fatiga muscular ni nerviosa y, como sabes, los sustratos energéticos son diferentes. Al quemar grasa durante el cardio, es más sostenible en el tiempo.

Según indica Íñigo San Millán, entrenar cardio en la zona 2 parece ser lo más efectivo si quieres favorecer una mayor activación mitocondrial, ya que es el punto en que quemamos más grasa que glucosa. De hecho, el paso de la zona 2 a la 3 viene determinado por un cambio metabólico que permite empezar a quemar más glucosa, pues estamos aumentando la intensidad. Un truco para saber si estamos entrenando el cardio en zona 2 es valorar si, mientras lo hacemos, seríamos capaces de mantener una conversación. Si es así, estamos en la zona 2; en caso contrario, habremos subido a la zona 3, y deberíamos aflojar. Lo ideal, si quieres trabajar la zona 2, sería entrar en ella entre dos y tres veces por semana unos cuarenta y cinco minutos cada vez. Si, lo sé, es difícil si queremos compaginarlo con el ejercicio intenso (fuerza y HIIT). Por eso, si tengo que marcarme prioridades, establecería los otros dos, ya que nos van a aportar más beneficios invirtiendo menos tiempo.

Una pega de este tipo de entrenamiento es que no mejora la fuerza ni aumenta la masa muscular de forma específica, solo la mantiene. Y se pierde si no se trabaja la fuerza de forma complementaria. Por eso siempre recomiendo que haya ejercicio de fuerza en nuestro plato saludable. Otro inconveniente es que, si trabajamos con personas a las que les sobra mucho peso, puede que no sean capaces de hacerlo —tampoco el HIIT—, razón de más para que la actividad física (pasos diarios) y la fuerza siempre sean el plato principal del menú de la salud.

Algunos ejemplos de ejercicios para entrenar la resistencia serían la carrera suave, el ciclismo, el remo, las clases dirigidas tipo zumba o baile, el aerobic, etc. Mi recomendación es que lo practiques si cuentas con el tiempo suficiente, ya que es muy po-

LOS CUATRO HÁBITOS DEFINITIVOS

sitivo, pero lo ideal es que este entreno no desplace al de fuerza por todos los beneficios que aporta este último. Si no es así, siempre es mejor hacer algo que nada. Por último, antes de terminar con el apartado del ejercicio, voy a darte unas pinceladas sobre este hábito, válidas para el cardio, la fuerza y el HIIT.

RECOMENDACIONES ADICIONALES PARA EL HÁBITO DEL EJERCICIO

- Ten la ropa y las zapatillas deportivas siempre a mano, fuera del armario o el zapatero. Se trata de que las veas y sean una señal evidente de tu compromiso.

- En casa, deja el material de ejercicio a la vista. Permite que las mancuernas, *kettlebells* o gomas elásticas formen parte de la decoración.

- Pon tu música favorita para hacer ejercicio en casa. No solo sirve como señal, sino también como recompensa. Hazlo hasta que asocies la música con el inicio del entrenamiento, como pasaba con los perros de Pavlov.

- Si vas al gimnasio, evita perder el tiempo en las máquinas de cardio, como la cinta de correr o la elíptica. Si estás empezando y quieres perder peso o controlar los niveles de glucosa, pasa poco tiempo ahí. Ve a la zona de mancuernas y peso libre, y realiza los ejercicios. Si luego te apetece hacer algo de máquinas, ve, pero úsalo como recompensa.

- Cuando aparezcan la pereza o la desmotivación, utiliza la técnica de los cinco minutos para bloquearla: dile a tu cerebro que vas a entrenar durante ese tiempo y que no hay nada que pueda hacer para impedirlo. Otra táctica es que, si el ejercicio es de fuerza, le digas: «Vale, me da pereza entrenar. Pero haré solo una serie». Es difícil que tu cerebro te diga que no a una serie. Y al contrario, si te entran las ganas, úsalas a tu favor y ese día dale caña. Recuerda que no siempre te sentirás motivado, pero cuentas con herramientas para afrontarlo.

- Evita hacerlo todo perfecto, limítate a ponerte manos a la obra. No pienses si lo estás haciendo bien o mal, hazlo. A medida que entrenes, poco a poco mejorarás.

Consejos adicionales si estás empezando:

- Céntrate en aprender bien la técnica antes que en meter mucho peso o hacer ejercicios complejos. A la larga, saldrás ganando.

- Comienza con un buen calentamiento que incluya movilidad y ve preparando el cuerpo para la acción. Evita los estiramientos pasivos justo antes de entrenar, ya que reducen la activación de los músculos. Si quieres estirar, úsalo como recompensa tras un trabajo bien hecho.

- Presta atención a los ejercicios que verás en el anexo para trabajar la mayor parte del cuerpo y sacar partido a tu tiempo.

- No seas ansias ni quieras ir rápido. Si apenas descansas entre una serie y otra, no te ha costado lo suficiente. En caso de que te suceda, aumenta el peso o cambia a un ejercicio más difícil.

- Incorpora cualquier elemento que te sirva para decirle al elefante que ha hecho bien su trabajo: poner música, prepararte tu plato de comida favorito cuando acabes de entrenar, tomarte esa noche una porción de tu postre preferido (siempre que cumplas el déficit calórico, claro), ver tu serie favorita… Tienes muchas opciones, depende de ti.

Pasemos al siguiente hábito, la actividad física.

2. Actividad física

Como ya he explicado, la actividad física es todo movimiento que realizamos a lo largo del día sin que lo hayamos planificado. No es como el ejercicio, que tiene la finalidad de mejorar la fuerza o la capacidad cardiorrespiratoria, sino que es una condición inherente al ser humano, ya que siempre hemos necesitado el movimiento para sobrevivir. Pero hoy estamos cargados de mitos y desinformación sobre la necesidad de andar y cuántos pasos deberíamos caminar al día.

¿Cuánto debo caminar a diario?

Seguramente llevas caminando toda la vida, pero no has visto resultados ni en el peso ni en la glucosa. La pregunta que quiero plantearte es: ¿has medido alguna vez cuánto andas? Si eres como la mayoría de la población, quizá no lo hayas hecho nunca, al menos no de forma constante. Al ser humano le cuesta estimar lo que come y la actividad física que realiza. Siempre

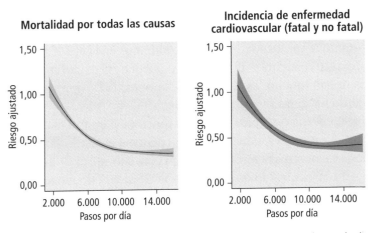

Figura 37. Relación dosis-respuesta del recuento de pasos diarios con los resultados clínicos. Fuente: Stens *et al.*, 2023.[3]

pensamos que hacemos más, de ahí la importancia de medir para mejorar.

A lo mejor te han venido a la mente los clásicos diez mil pasos diarios, pero ¿cuántos son suficientes? ¿Con ocho mil no valdría? ¿Mejor doce mil? **Una verdad bastante establecida en el mundo de la salud es que cuanta más actividad física hagas, mejor.** Pasa lo contrario que con el colesterol: cuanto menos, mejor. Si tuviera que quedarme con un número mínimo de pasos al día, me marcaría el objetivo de entre siete mil y ocho mil. Numerosos estudios coinciden en que la mayoría de los beneficios se obtienen entre los siete mil y los quince mil pasos (como puedes ver en la figura 37), así que ese sería el Pareto que queremos alcanzar.

No te flageles si un día no llegas al objetivo o si estás empezando y no te ves capaz de caminar tanto. No pasa nada, date tiempo. Olvídate de buscar la perfección. A medida que pase el tiempo y vayas practicando los ejercicios, te verás más fuerte, más ágil, y serás capaz de dar más pasos al día sin cansarte. Eso te permitirá adelgazar y mejorar los niveles de glucosa.

Aun así, como hemos visto, es importante marcarnos metas, y considero que diez mil pasos al día es un objetivo bastante interesante que se puede alcanzar. Si son más, mejor, pero eso llegará con el tiempo. Sobre todo, no te estreses si en este instante te ves incapaz. He tenido alumnos en la academia que empezaron andando muy poquito porque no tenían fuerzas o les dolían mucho las rodillas por la obesidad, pero acabaron dando los diez mil pasos.

Recuerda que, para que todo funcione a las mil maravillas y no te estanques, debes tener en cuenta el ejercicio. Si no, no desarrollarás masa muscular, como bien sabes.

Ya he explicado que andar no se considera deporte ni ejercicio porque no produce un estímulo muscular suficiente ni un grado de intensidad lo bastante alto como para generar adaptaciones musculares o metabólicas. Pero eso no significa que no sea bueno. Andar es mucho mejor que pasarse el día sentado en el sofá. Los **principales beneficios de andar** son los siguientes:

- Moviliza el sistema circulatorio y favorece la irrigación sanguínea de los tejidos.
- Ayuda a reducir los niveles de glucosa en el momento agudo. Pero ojo: si solo andas y tienes diabetes tipo 2, por la mañana volverás a tenerla alta.
- Favorece el gasto calórico diario con un mínimo desgaste (a diferencia de correr, por ejemplo, que fatiga más).

Lo que suelo recomendar a mis pacientes es que den un mínimo de diez mil pasos diarios, pero si al principio son menos, no pasa nada. Lo importante es que, gracias al ejercicio de fuerza, vayas ganando masa muscular. Eso hará que te dejen de doler las articulaciones y, poco a poco, serás capaz de caminar más.

Por eso considero que el ejercicio es el elemento más importante de la ecuación, sobre todo para aquellas personas que

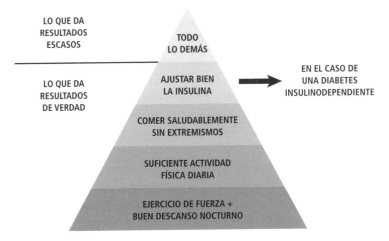

Figura 38. Pirámide del control de la diabetes y la pérdida de peso. Fuente: elaboración propia.

parten de una obesidad que provoca que les duela hasta la uña del meñique. El ejercicio te puede alejar del dolor y, *a posteriori*, caminarás más, te lo aseguro. De hecho, un error muy frecuente es que, cuando la gente tiene dolor y va a al fisio, pretende que con un masajito se le pase, y no es así. Está más que demostrado que las terapias activas como el ejercicio hacen que la persona gane más funcionalidad y fuerza que con las terapias pasivas como los masajes, las pastillas, etc.

No voy a entrar en la técnica de cómo caminar, pero quiero darte algunos truquitos para que a lo largo del día camines más:

- Oblígate a andar cada vez que mires el móvil hasta que asocies un hábito con el otro. Por ejemplo, cuando sientas la tentación de entrar en ese grupo de WhatsApp donde solo mandan memes y *stickers*, comienza a andar por el pasillo de casa mientras lo revisas. Te sorprenderá la cantidad de pasos que puedes hacer en un día.

- Cada vez que hagas una llamada telefónica, camina, aunque sea dentro de casa. No tienes por qué salir a la calle si no tienes tiempo o si estás cuidando de tu familia. Camina por tu casa, vale igual. Es como marcar un golazo de chilena desde el centro del campo o de penalti injusto en el minuto noventa: los dos valen lo mismo. No trates de hacer una caminata épica, adáptate a tus condiciones. Además, como andar es más sencillo que hacer ejercicio, entrena y luego sal a caminar (puedes usarlo como recompensa, si ya sabes cómo se cambian los hábitos).

- Aparca el coche o la moto un poco más lejos de tu trabajo y, en un día, sumarás dos mil pasos sin darte cuenta. Si te desplazas en autobús o en metro, bájate una o dos paradas antes y haz el resto del camino andando.

- Siempre que puedas, utiliza las escaleras en vez de tomar el ascensor (aunque hayas ido a hacer la compra, no negocies con tu mente). De hecho, a medida que vayas

LOS CUATRO HÁBITOS DEFINITIVOS

haciendo ejercicio, cada vez te costará menos cargar las bolsas y dejarás de depender del ascensor.

- Cuando vayas a comprar, ve andando. Usa el coche para lo imprescindible.
- Si te tienes que desplazar algo más lejos, utiliza la bicicleta o, si vas sobrado de tiempo, ve caminando.
- Si tu trabajo es sedentario, levántate cada cuarenta minutos o cada hora para movilizar las piernas. Aparte de revertir los daños del sedentarismo, caminarás más. También te recomiendo que hagas algunas flexiones (por ejemplo diez, para poner un número redondo y que tengas un objetivo claro), varias sentadillas o unos pesos muertos, si tienes una pesa rusa o unas mancuernas. Estos ejercicios no debes realizarlos como si fuera un entrenamiento, a una intensidad de siete sobre diez, sino más bien de dos o tres sobre diez, para movilizar las articulaciones. Es lo que se conoce como «*snacks* de movimiento». Parece una tontería, pero si los vas sumando se convierten en mucho movimiento a lo largo del año, con el consiguiente aumento del gasto calórico y, por lo tanto, pérdida de peso.
- Si puedes, usa una bici estática mientras ves la tele o tu serie favorita. Ahora recuerdo a uno (creo que era ruso) que se inventó una bicicleta conectada a la tele que solo se encendía cuando pedaleaba; si paraba, se apagaba. Sin duda, es un gran invento para combatir la epidemia de sedentarismo que nos asola. No hace falta que seas un manitas; si pedaleas mientras ves la tele, es más que suficiente.
- Utiliza los tiempos de descanso entre las series de los ejercicios de fuerza para caminar en vez de estar parado o sentado, si tu nivel de fatiga te lo permite. Así tendrás los dos o tres minutos de descanso entre series para meter más actividad.

- Por cada cuarenta o cuarenta y cinco minutos de trabajo, intenta descansar cinco o diez. Después te concentrarás mejor porque tu cerebro racional (no Paquito) solo puede mantener la atención, según lo entrenado que esté, entre cuarenta y cincuenta minutos como mucho. Por lo tanto, la manera más eficiente de trabajar en algo con atención plena es focalizarse en una única tarea: coge un cronómetro que te marque una cuenta atrás. En cuanto suene la alarma, levántate de la silla y camina mil pasos por el pasillo de casa. Si te das vidilla, solo le dedicarás de cinco a diez minutos. Acto seguido, y con la energía renovada, vuelve a tu escritorio y sigue trabajando otros cincuenta minutos. Así, sin darte cuenta, durante tu jornada laboral quizá des los diez mil pasos sin proponértelo ni tener que tirar de fuerza de voluntad.

De forma idílica, con estos trucos resulta sencillo llegar a los diez mil pasos al día, pero soy consciente de que no vivimos en un mundo ideal. Nos cuesta menos ser sedentarios que movernos por cómo está configurado el entorno. Por eso soy partidario de usar estos trucos, pero a su vez, sé que tengo que reservar un hueco en mi apretada agenda para caminar a diario de forma consciente. Seamos claros: si no lo planificas, no lo harás.

Todas estas estrategias son geniales, pero si no te da para los diez mil pasos, deberás dedicar un tiempo a caminar. Si adquieres estos hábitos y te planificas, al final no darás diez mil, sino muchos más. En mi caso, por ejemplo, sigo estos hábitos porque me han servido toda la vida. Lo que sucede es que, cuando llega la hora de caminar, con estos trucos ya he dado ocho mil por lo menos, y el resto es pan comido. Lo único que tengo que hacer es ponerme musiquita relajante y los doce o quince mil pasos están garantizados. Luego lo apunto como un logro en mi registro diario de hábitos y lo celebro. Así se va consolidando el hábito de caminar.

LOS CUATRO HÁBITOS DEFINITIVOS　　241

Ya te he presentado todo que debes saber sobre cómo moverte y entrenar. Ahora pasemos a otra pata: la alimentación.

3. Cómo aprender a comer y dejarte de dietas raras

Como siempre, el primer paso es evitar hacer lo que no debes: aléjate de la mentalidad «esto engorda y esto adelgaza» porque, como has visto, no existen alimentos que, por sí solos, adelgacen o engorden. Lo que te hace engordar o adelgazar son tus malos hábitos, no los alimentos por sí solos.

También debes desterrar la idea de «esto está prohibido y esto, permitido». Es lo mismo que si te digo que no pienses en un elefante rosa. ¿En qué has pensado? Pues eso. Cuanto más pensamos en lo que no podemos hacer, más ganas tenemos de hacerlo, como si fuéramos niños pequeños. Por eso, cuando nos salimos de la prohibición de alimentos, todo cambia. Ese es el primer paso.

Ha llegado el momento de trazar un plan paso a paso, como hemos hecho en la parte del ejercicio y el movimiento, así que vamos a por ello.

Paso 1. Ten en cuenta la cantidad de lo que comes

Si quieres controlar tus niveles de glucosa y perder peso, es fundamental que averigües cuál es tu ingesta energética (calorías) real. Es algo que se nos da fatal: siempre pensamos que comemos menos de lo que ingerimos y que nos movemos más. Por eso, como te he ido indicando varias veces, necesitamos métricas objetivas y dejar de guiarnos por emociones subjetivas. Lo primero nos ofrece información real que nos permitirá mejorar y lo segundo solo nos convierte en niños enrabietados.

Cuando queremos saber cuántas calorías comemos, surge la siguiente duda...

¿Es malo contar calorías y pesar la comida? ¿Te vas a volver un *obsesionao*?

Mucha gente piensa que pesar la comida o contar calorías es de frikis o de gente que vive por y para el físico. Nada más lejos de la realidad. Si algo no lo puedes medir, no lo puedes mejorar. Está demostrado que las personas que registran sus progresos obtienen mejores resultados a largo plazo que las que no lo hacen. Por eso te hablaba antes del seguimiento de hábitos.

Ahora bien, esto funcionará siempre y cuando la persona no tenga un grave trastorno de relación con la comida. En caso contrario, llevar un registro y pesar lo que comes no es malo *per se*, ya que te ayuda a ser consciente de lo que necesitas para vivir. **La cuestión no es que peses la comida, sino ¿por qué lo haces? ¿Tienes miedo a engordar?** ¿Piensas que, si te pasas unos gramos de un alimento, lo tirarás todo por la borda? Este es el problema real, el juicio de valor que le das, no el hecho de pesar la comida, que no deja de ser una herramienta como cualquier otra.

Si tienes un trastorno de relación con la comida y pesar la comida te supone una descompensación psicológica, no lo hagas. Lo ideal es que seas capaz de relacionarte con los alimentos y el peso de manera objetiva, igual que pesamos a los bebés cuando nacen, para tener métricas. No decimos: «Como este bebé pesa un kilo más que otros de su edad, es más bonito o está más sano». ¿Ves la diferencia? Además, con la diabetes tipo 1 es importante pesar la comida porque la insulina que te pones se ajusta a la cantidad de carbohidratos que comes. Es fundamental siempre y cuando lo hagas bien y por los motivos correctos.

Entiendo que haya personas que piensen que, por pesar la comida o contar calorías, desarrollarán un problema de relación con esta. Al final, se pasan la vida haciendo dietas de pollo con brócoli y merluza con ensalada porque les aseguran que hay X comidas prohibidas, y eso les provoca una relación tóxica con los alimentos. Por consiguiente, también con las unidades de medida: los gramos y las calorías. Pero eso no significa que sean malos métodos de medida... Todo depende de cómo te relaciones con ellos.

Pesar la comida cuando empiezas un plan de alimentación y quieres perder peso está bien porque aprendes qué cantidad necesitas. Dicho esto, una vez que aprendes a comer, no es necesario que sigas haciéndolo. Es solo una herramienta. No es ni bueno ni malo, y mucho menos obligatorio para siempre. Al principio suelo recomendárselo a la gente que quiere perder peso, a no ser que tenga diagnosticado un trastorno grave de la conducta alimentaria tipo anorexia nerviosa, bulimia o similares. Pero no en todos los casos tiene que ser malo. De hecho, las personas con las que trabajo lo hacen, y hasta ahora no les ha ido mal, más bien todo lo contrario.

Si me alimento de comida basura y estoy en déficit calórico, ¿perderé peso?

Pues la respuesta corta es que sí, hasta ese punto importa el balance calórico. Pero la respuesta larga es que será muy complicado y suele suceder lo contrario. Si te alimentas a base de comida basura, a tu organismo le faltarán muchos nutrientes esenciales, y tarde o temprano desarrollarás alguna enfermedad debido a esa carencia. Además, por las características de los productos ultraprocesados, que se saltan nuestros circuitos hambre-saciedad, es muy fácil comer más de la cuenta. Por lo tanto, aparte del balance calórico, es muy importante tener en cuenta la calidad de los alimentos que comemos.

Siguiendo el principio de Pareto que hemos visto antes, si tenemos en cuenta el balance calórico y un 80 % de los alimentos que comemos son saludables, perderemos peso sí o sí, aunque de forma puntual comamos algo que no sea tan sano. Seamos realistas: en nuestra sociedad, es imposible comer de manera saludable al cien por cien. Solo tienes que salir a dar una vuelta y ver la oferta de comida. O entrar en el supermercado, por ejemplo: ¿qué alimentos destacan? Por eso exigir a alguien que siempre coma bien me parece una meta poco realista.

Mi forma de trabajar con los pacientes con diabetes que necesitan perder peso es totalmente práctica. De entrada, sé que la gente no va a cumplir un plan de alimentación perfecto. Spoiler: nadie lo hace. Yo tampoco. Y lo mejor es que no hace falta ser perfecto, como ya has visto. Si comes comida sana y evitas la comida basura el 80 % del tiempo, llegarán los resultados, pero siempre y cuando ese 20 % de comida no exceda las calorías que consumes al día. De ser así, te fastidiará la pérdida de peso. Por eso el típico caso de «Me restrinjo durante la semana y el finde me doy barra libre» no funciona. Y la mayoría de las pérdidas de peso se estancan.

> Es más recomendable seguir una alimentación flexible, en la que se pueda comer de todo y no haya alimentos prohibidos, aunque los resultados sean más lentos que en una dieta estricta plagada de prohibiciones pero de efectos más rápidos. Gana el que mantiene esa alimentación en el tiempo, no el que pierde peso más rápido.

¿Comer bien es suficiente?

A lo largo de mi trayectoria profesional, he visto a personas con una obesidad importante que comían bastante bien (es decir, pocos alimentos procesados y mucha comida saludable). Limitarnos a comer bien es como salir a caminar: por sí solo, no es suficiente, y estos casos lo demuestran. Si no hay un déficit energético, no perderás peso, por muy bien que comas.

Por ejemplo, imagina que desayunas un bol de yogur griego con plátano, avena y frutos secos, y media tostada con dos huevos a la plancha y queso fundido por encima… Ese desayuno es sanísimo, pero también muy calórico. Por eso, si quieres perder peso, es ideal, pero tienes que saber la cantidad que comes. Es muy fácil que te pases de calorías si no tienes el ojo entrenado.

¿Y cómo entrenas el ojo? Pues pesando la comida (durante un tiempo, no siempre), hasta que tengas el ojo entrenado y sepas qué cantidad necesitas. En nutrición, si quieres perder peso, las calorías importan. De hecho, es lo más importante. Ya puedes comer más o menos grasa, más o menos hidratos, que lo fundamental para perder peso son las calorías.

Los *realfooders* me van a saltar al cuello con eso de que las calorías no importan mientras comas alimentos reales. Mentira también. Como ya he dicho, a lo largo de mi carrera he tratado a un buen puñado de personas con obesidad que, sobre el papel, comían bien. Todos eran unos *realfooders* de pro, pero no adelgazaban ni un gramo y pensaban que con comer bien era suficiente, que no era necesario el ejercicio. Esto solo lleva a ser un sedentario bien alimentado. Puedes comer todo lo limpio que quieras que, si no estás en déficit calórico, no vas a adelgazar. Para que lo entiendas, observa esta pirámide:

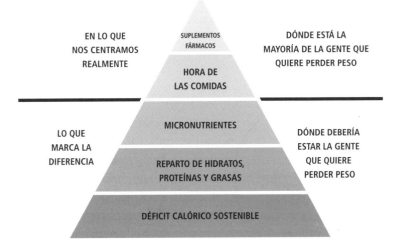

Figura 39. Pirámide de prioridades para la pérdida de peso y el control de la diabetes. Fuente: elaboración propia.

Si te fijas, en la base de la pirámide, adaptada del libro *Las pirámides de nutrición y entrenamiento*, de Eric Helms,[2] está el déficit calórico sostenible, aquel que solo puede alcanzarse mediante los hábitos y el estilo de vida que estás aprendiendo. Hasta que no controles esto, no conseguirás nada a largo plazo. Por lo tanto, si no sabes cuántas calorías comes, no podrás predecir si perderás peso o no. Pero solemos centrarnos en lo que da resultados marginales:

- Seguir dietas que impliquen comer con o sin grasas. De hecho, hasta la fecha no hay ningún estudio de calidad que confirme que, para perder peso a largo plazo, sea mejor seguir una alimentación baja o alta en hidratos.

- Pensar que el horario de las comidas es lo más relevante, cuando no es así.

- Tomar pastillas o suplementos, que estarían en la punta de la pirámide, y la mayoría son una estafa como un piano. Algunos funcionan, pero los resultados que ofrecen son inferiores al 1 % en comparación con la importancia que tiene arreglar los estratos más bajos de la pirámide.

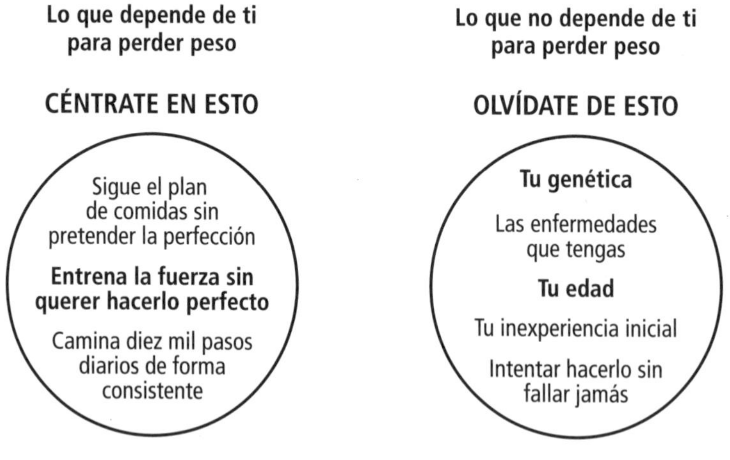

Lo que depende de ti para perder peso

CÉNTRATE EN ESTO

Sigue el plan de comidas sin pretender la perfección

Entrena la fuerza sin querer hacerlo perfecto

Camina diez mil pasos diarios de forma consistente

Lo que no depende de ti para perder peso

OLVÍDATE DE ESTO

Tu genética

Las enfermedades que tengas

Tu edad

Tu inexperiencia inicial

Intentar hacerlo sin fallar jamás

Figura 40. Fuente: elaboración propia.

Comprende esto y te librarás de las dietas, las pastillas, las inyecciones, los suplementos y las cirugías: no se ha creado nada mejor que los hábitos de vida saludables para perder peso y controlar la diabetes a largo plazo. Eso es lo que te proporcionará el 80 % e incluso el 90 % de los resultados si sigues el principio de Pareto. Sigue siempre a Pareto. No te centres en la punta de la pirámide: perderás tiempo, dinero y energía.

La dificultad en este mundo infoxicado de Instagram es que el 80 % de la información que no aporta nada campa a sus anchas. Aprender a desenterrar ese 20 % que ofrece resultados hace que seamos capaces de mantenerlos en el tiempo. Por eso, cuando dominas los estratos más bajos de la pirámide (los más importantes), te das cuenta de que se pueden comer bollos, pizzas, helados, macarrones, pan, etc., y perder peso con ello. Si tienes buenos hábitos de base, aseguras el déficit calórico y ajustas un poquito las proteínas, eres libre para comer lo que quieras. Ya sabes de qué va el rollo, así que zámpate «eso-que-crees-que-está-prohibido» sin culpa. Además, sabes que estás en el camino correcto para perder peso y puedes actuar con flexibilidad.

Paso 2. *Manipula los macronutrientes (carbohidratos, proteínas y grasas)*

Si quieres controlar la glucosa y perder peso, además de tener en cuenta la cantidad de calorías y la calidad de la alimentación, debes modificar la cantidad de carbohidratos, proteínas y grasas con el objetivo de alcanzar un nivel de saciedad óptimo. Recuerda que las dietas fracasan porque el hambre siempre gana. Para vencer el hambre, necesitas saber qué distribución de macronutrientes te hace quedar saciado. Por eso es fundamental que incluyas alimentos ricos en proteínas y verduras si quieres controlar la glucosa y perder peso.

¿Cuánta verdura y cuánta proteína necesitas?

En general, es muy interesante incluir las verduras en la dieta porque apenas contienen calorías, aportan mucha fibra y micronutrientes, y generan saciedad. Es decir, si te preparas un plato que incluya verduras —pesadas en crudo, **300 g**— y lo combinas con una fuente de proteína de calidad y otros alimentos, es casi imposible que pases hambre, de verdad. Por supuesto, las verduras son intercambiables, es decir, come la que más te guste.

En cuanto a las proteínas, la clave es ir variándolas en función de tu preferencia en ese momento. Supongo que te has dado cuenta de que no te estoy dando una dieta, ¿no? Lo que te digo es: «Según lo que quieras comer o lo que tengas en la nevera, intercambia los alimentos y elige los que quieras». Eso no lo hacen las dietas, que te dicen qué tienes que comer y punto.

Las fuentes de proteína más importantes son los huevos, las carnes, los pescados, las legumbres y algunos derivados lácteos. En la actualidad, sabemos que **un consumo adecuado de proteína puede rondar los 1,4-1,8 g/kg al día** (es decir, si pesas 70 kg, tendrías que consumir unos 112 g al día). Si tienes una enfermedad renal crónica, reduce la cantidad, ya que la proteína acelera el deterioro de la función renal. Pero, en una persona sin enfermedad renal, no solo no daña los riñones, sino que parece que mejora los parámetros de salud.[4]

Un estudio comparó el impacto de la ingesta de proteínas en la función renal (figura 41). Para ello, se tomaron los datos de 1.994 sujetos con enfermedad renal crónica (ERC) y de 25.605 sujetos sin ella (filtrado mayor a 60 ml/min) y se procedió a investigar cuánta proteína consumía a diario cada participante mediante una encuesta. Para reducir los sesgos al máximo, se hicieron diferentes subgrupos teniendo en cuenta edad, sexo, etnia, ingresos, nivel educativo y estado civil. ¿Me muero más porque como más proteínas o simplemente porque tengo más edad? Eso era lo que medía el círculo gris (véase la

LOS CUATRO HÁBITOS DEFINITIVOS

figura 41). En el círculo blanco no se hizo ningún ajuste. El círculo negro tuvo en cuenta todo lo previo y el consumo de alcohol, enfermedades cardiovasculares, cáncer, diabetes, hipertensión y el IMC. Es decir, fueron bastante exigentes. Pero la cosa puede complicarse todavía más teniendo en cuenta el filtrado renal, el consumo de sal, la ingesta calórica y los niveles de actividad física, que es lo que miden el resto de los símbolos de la gráfica de forma sumatoria. Es decir, el símbolo que más factores tiene en cuenta sería el rombo blanco (el que está a la derecha).

¿Qué conclusiones podemos sacar de la gráfica de la figura 41?

- En caso de tener un filtrado renal menor a 60 ml/min: aumentar la proteína más allá de 1,4 g/kg/día está correlacionado con el incremento de la mortalidad.

- En caso de tener un filtrado renal normal (mayor a 60 ml/min): aumentar la proteína más allá de 1,4 g/kg/día no se correlaciona con un incremento de la mortalidad, y consumir menos de 0,6 g/kg/día sí podría incrementarla.

Esto desmonta dos mitos que han calado en la sociedad hasta el tuétano:

1. La proteína no es mala para el riñón, salvo que tengas enfermedad renal crónica y no hayas llegado a diálisis.

2. Consumir poca proteína sin entender el contexto, como establecen las recomendaciones oficiales, puede causar más daños que beneficios.

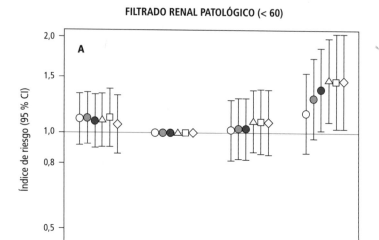

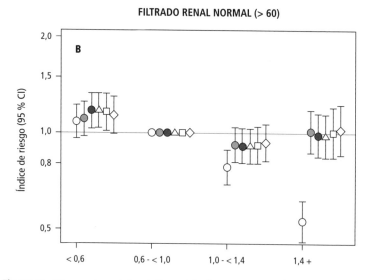

Figura 41. Gramos de proteína al día por kilo de peso. Fuente: elaboración propia.

> **En caso de obesidad, el cálculo de las calorías de la alimentación o la cantidad de proteínas debe hacerse por peso ajustado, no por peso real.** El peso ajustado es, por así decirlo y resumiéndolo mucho, una estimación de lo que deberías pesar si no estuvieras obeso. Esta herramienta sirve para no excederte en las calorías. Existen calculadoras que te pueden dar ese peso, así como la famosa Harris-Benedict, que estima las calorías diarias que debes consumir en función de la edad, el peso, el sexo y el nivel de actividad física-ejercicio.

¿Cuántos carbohidratos y grasas necesito?

Una vez sabes cuántas calorías, verduras y proteínas debes comer, rellena el plato con el resto de los macronutrientes: grasas y carbohidratos. En este punto, muchas personas piensan que tienen que eliminar de la dieta uno u otro, como hemos visto antes. Y ya lo sabes, nada de eso funciona. No hay ninguna certeza respecto a la pérdida de peso —quizá sí por lo que se refiere al control de la diabetes— por el hecho de bajar los carbohidratos en vez de las grasas. También se ha demostrado en pacientes con diabetes tipo 2.[5]

Lo ideal es seguir una alimentación equilibrada. Si haces bastante ejercicio, te recomiendo que tomes hidratos de carbono para tener repletas las reservas de glucógeno. En caso contrario, prioriza las grasas en vez de los hidratos. Repito: priorizar uno no significa prohibir el otro. Un modelo de reparto de los alimentos en cada ingesta que me gusta mucho seguir es el plato saludable de Harvard. Al igual que hemos visto el del ejercicio saludable, un ejemplo sería este:

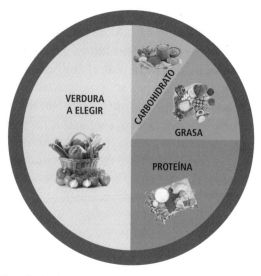

Figura 42. Ejemplo de plato saludable. Fuente: elaboración propia.

Si quisiera controlar la glucosa y perder peso, primero llenaría el plato con verduras (la mitad) y añadiría una ración generosa de proteína ajustada al peso corporal, en mi caso, unos 1,6 g/kg, como hemos visto. El resto de las calorías que tendría que incorporar durante el día las dividiría entre grasas y carbohidratos. Un buen punto de partida para la mayoría puede ser un 60-40 % del resto de las calorías en favor de los carbohidratos si haces ejercicio o un 40-60 % en favor de las grasas si eres más sedentario. Al final, lo mejor sería crear ese déficit calórico de no más de 500 kcal/día para que sea sostenible, y siempre siempre siempre mantener el hambre a raya. Puedes incorporar *snacks* saciantes, como fruta de todo tipo, frutos secos, café e infusiones. Puntualmente, una o dos veces a la semana, es posible añadir un alimento no tan saludable, mientras se garantice el déficit calórico, para que el proceso sea sostenible a largo plazo.

ALIMENTOS EN LOS QUE CENTRO EL 85 % DE MI ALIMENTACIÓN

- **Carbohidratos:** Cereales integrales y sus derivados (pasta, arroz, pan, avena…) y tubérculos (patata, batata, etc.).

- **Frutas:** Las que quieras. Si tienes diabetes tratada con insulina, elige las que tengan menos azúcar. En caso de diabetes tipo 2 u obesidad, es poco o nada importante cuáles elijas. Las más bajas en azúcar son los frutos rojos (arándanos, fresas, frambuesas, moras o cerezas).

- **Carbohidratos + proteínas:** Legumbres (superinteresantes para este proceso). Sin duda, son mi opción favorita. Ejemplos: soja y guisantes texturizados, garbanzos, alubias, lentejas, frijoles… También puedes decantarte por los pseudocereales: quinoa, trigo sarraceno, amaranto…

- **Grasas:** Aceite de oliva virgen extra, de girasol alto oleico o de lino, aguacates, aceitunas y frutos secos. También puedes incluir las semillas de chía u otras. Podrías plantearte el aceite de coco, aunque de forma más ocasional. El chocolate negro, con un 80 % de cacao o más, puedes incluirlo en la dieta diaria (una o dos onzas).

- **Grasas + proteínas:** Pescado azul (salmón, atún, sardinas, arenque, bonito…), marisco, lácteos enteros (leche entera, yogur griego o natural y queso) y huevos.

- **Proteínas:** Carne blanca (pollo, pavo y conejo) y pescado blanco (merluza, bacalao, besugo, dorada, etc.). La proteína de suero lácteo (*whey protein*) puede ser buena idea a modo de suplemento.

- **Verduras:** Las que quieras, las que más te apetezcan (cebolla, calabacín, pimiento, zanahoria, etc.).

> ### ALIMENTOS QUE INCORPORARÍA DE FORMA PUNTUAL U OCASIONAL (15 % O MENOS)
>
> - **Carne roja:** Cerdo, vacuno, buey, cordero, caballo, avestruz, etc.
> - **Otras grasas saturadas:** Mantequilla.
>
> ### ALIMENTOS QUE INCORPORARÍA DE MODO EXCEPCIONAL (MENOS DEL 5 %)
>
> - **Grasas ricas en omega-6:** Aceites vegetales como el de girasol (salvo el alto oleico) u otros aceites de freír.
> - **Harinas refinadas y azúcares simples.**
> - **Carne roja procesada:** Chorizo, salchichón, fuagrás, manteca, sobrasada, embutidos varios, etc.
> - **Ultraprocesados en general:** Cuantos menos, mejor, pero sin prohibirlos. En caso contrario, tarde o temprano te asaltará la ansiedad por la comida.

Paso 3. Horarios de las comidas: ¿hasta qué punto son relevantes?

Si has leído hasta aquí, ya tienes el Pareto de la nutrición. Todo lo que sea pasar de este punto es rizar el rizo. Si quieres profundizar un poco más en el tema, sigue leyendo, pero puedes saltar a la parte de descanso, que seguramente te aportará más.

Muchas veces nos perdemos con los horarios de las comidas, ya que nos han metido en la cabeza que tenemos que hacer cinco al día y que el desayuno es la más importante. ¡Nada más lejos de la realidad! Al final, ya sabes que lo fundamental es el balance calórico. Si a ello llegas con dos comidas, está bien. Si necesitas tres o cuatro, también. Eso no es relevante.

Hoy en día, sobre todo desde hace dos o tres años, se ha puesto muy de moda el ayuno intermitente como método para perder grasa de forma sencilla. En mi práctica y experiencia clínica, he visto de todo: gente a la que le ha ido muy bien y gente a la que no tanto. Al final, cada persona es un mundo, y un mismo protocolo le puede ir bien a una y no tan bien a otra. El ayuno intermitente no es más que una forma de alimentación que restringe la ventana de ingesta a unas horas al día. El más utilizado es el protocolo 16:8, es decir, dieciséis horas de ayuno (contando las que duermes) y ocho horas de ingesta, de manera que en esas ocho horas destinadas a comer deberemos introducir todas las calorías del día.

Al final, el ayuno intermitente ayuda a perder peso por el mero hecho de que en ocho horas te cabe menos comida que en doce o catorce. Además, al introducir más volumen de comida en una sola ingesta, se estimulan los mecanorreceptores del estómago, que mandan una potente señal de saciedad al cerebro, lo que contribuye a una mayor sensación de plenitud después de las comidas. En teoría, estos dos mecanismos sumados (reducción de las horas de ingesta + aumento de saciedad en las comidas) ayudan a comer menos, lo que se traduce en la pérdida de peso.

Algunas hipótesis afirman que el ayuno intermitente puede presentar muchos otros beneficios, como el aumento de la longevidad por la restricción calórica intermitente, una mayor protección de las células contra el estrés, una mejora de la microbiota intestinal favorecida por el reposo digestivo, un mejor funcionamiento mitocondrial, etc. La realidad es que por el momento estos planteamientos son solo hipótesis. Nada se ha demostrado de forma fehaciente, aunque sí hay hallazgos prometedores, en cualquier caso.[6]

La mayoría de los estudios han demostrado que, mientras se controlen las calorías de la alimentación, el ayuno intermitente no hace perder más peso, sino que logra resultados similares. Es decir, no siempre es útil. Por lo tanto, y desde mi punto de vista, **el ayuno intermitente debe considerarse una herramienta**. A la mayoría de las personas que trabajan con nosotros les encanta desayunar. Por lo tanto, como lo principal para todos los que quieren perder peso es la adherencia al proceso, no tendría sentido practicar el ayuno intermitente con todos, dado que no es vital para conseguir resultados.

Mi consejo es que lo pruebes y, si te gusta, adelante, pero **practícalo con asiduidad y, sobre todo, flexibilidad**. El ayuno es una herramienta que aporta libertad en las comidas, no la esclavitud de «Es que, si no cumplo con las dieciséis horas, ya no vale». Suficientes obligaciones tenemos a diario como para que las horas de ayuno supongan una preocupación más. **Si no te gusta ni se adapta a tu rutina, no te rayes lo más mínimo, no lo hagas.** No es necesario.

Paso 4. ¿Existe algún suplemento que ayude a bajar la glucosa y perder peso?

Esta sería la cúspide de la pirámide nutricional, los suplementos, en los que solemos centrarnos y tan poco beneficio nos generan, y en los que gastamos ingentes cantidades de dinero sin saber las calorías que consumimos ni el porcentaje de macronutrientes. Por responder rápidamente a la pregunta, sí. Algunos podrían ayudar, pero ¿valen la pena? La mayoría no, porque el beneficio que aportan no compensa la pérdida de tiempo y dinero.

Si quisiera bajar la glucosa y perder peso, y solo si tengo controlados todos los pasos previos, me plantearía utilizarlos. No me voy a extender en este punto, ya que no lo considero de gran relevancia. Aun así, algunos suplementos útiles que uso o he usado son los siguientes:

LOS CUATRO HÁBITOS DEFINITIVOS

- **Proteína de suero (*whey protein*).** Se puede combinar con lácteos (yogur o leche) para crear un alimento mucho más rico y saciante. Suele aportar ese plus de proteína al que, en ocasiones, es difícil llegar. Un cacito de 20-30 g/día es suficiente para controlar la glucosa y aporta saciedad.[7]
- **Creatina.** Una dosis de 5 g/día puede mejorar la masa muscular y los niveles de glucosa (pero no esperes milagros…).[8]
- **Cafeína.** Puede contribuir de forma significativa a la pérdida de grasa, mejorar los niveles de saciedad y reducir la grasa hepática. Te recomiendo que te la tomes con el café, para aprovecharte de los beneficios de esta bebida rica en polifenoles. Se ha visto que el consumo de unas cuatro o cinco tazas al día se asocia con una menor mortalidad cardiovascular. La buena noticia es que el café descafeinado también aporta beneficios similares.[9]

Ahora ya conoces los secretos de la nutrición y el ejercicio. Sin duda, si aplicas todo esto, verás resultados excelentes en el peso y el nivel de glucosa. Sin embargo, falta uno por explicar… Es de los más importantes (por no decir el que más) y el gran olvidado: el descanso nocturno.

4. Descanso nocturno

«Dormir es de cobardes». No sé quién se inventó esta frase, pero muy acertado no iba. Quizá estuviera falto de sueño… No dirías eso si supieras hasta qué punto el mal descanso nocturno está relacionado con el riesgo de desarrollar diabetes tipo 2 y el empeoramiento del control glucémico en la tipo 1. Hoy ya lo sabemos: menos horas de sueño suponen un mayor riesgo de engordar y acumular grasa visceral. Detrás de esto hay diferentes mecanismos, principalmente tres:

1. Aumenta en la sangre la hormona del hambre (la grelina) y otras como el neuropéptido Y, y reduce las que causan saciedad, como la leptina o el GLP-1 (correcto, el de las inyecciones para adelgazar que vimos antes). Esto provoca un aumento del apetito que te hace comer de más.

2. Genera cansancio crónico (no hace falta apoyarse en estudios, es obvio), lo que induce a una baja actividad física y una menor motivación por el ejercicio. Sucede más o menos lo mismo que con las dietas de comer poco: provocan cansancio e inducen a bajar el nivel de actividad. Se reduce el gasto calórico, lo que hace engordar.

3. Como tienes sueño, la hormona del estrés, el cortisol, sube para que te mantengas alerta, y eso, a largo plazo, puede causar estragos en el organismo, como el aumento de la resistencia a la insulina que ya conoces. Pero otro mecanismo del que quizá no hayas oído hablar es el que destruye la masa muscular a medida que pasa el tiempo. Mal negocio.

En fin, un mal descanso nocturno crónico nos puede hacer llegar a la diabetes tipo 2 o a la obesidad por muchos caminos. Lo importante es darnos cuenta de que esto nos perjudica y que planteemos, una vez más, un sistema paso a paso que mejore esta área vital.

Ya que lo he presentado todo en platos, propongo **un menú para soñar**.

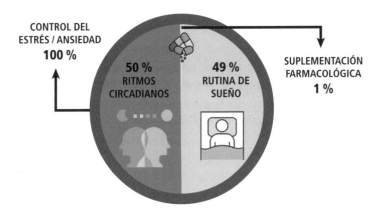

Figura 43. Mi menú para soñar. Fuente: elaboración propia.

El plato sobre el que se sirve este menú tiene mucho que ver con el control del estrés y la ansiedad. Todos queremos una rutina de descanso perfecta, pero, cuando sucede algo que nos saca de quicio, nos pasamos la noche sin dormir. La base para el control del estrés y la ansiedad es la filosofía de vida personal, la actitud a la hora de encarar los problemas y las dificultades. Muchas veces, si renovamos el plato en que nos servimos la comida, el descanso mejora sin tener que hacer nada más.

Pero, por supuesto, debemos añadirle nutrientes de calidad. Esos alimentos serían el ajuste de los ritmos circadianos y mantener una buena rutina de sueño. Vamos a explorarlos. Si aun haciendo todo lo que te voy a contar nada te funciona, puedes recurrir a la medicación o los suplementos, pero siempre como última opción. ¿Por qué funcionan, si no, las benzodiacepinas? Porque quitan la ansiedad en el momento agudo. Por lo tanto, si aprendes a manejar la ansiedad y el estrés diario, dormirás como un lirón. Vayamos paso a paso.

Paso 1. *Control del estrés*

En realidad, no es que no queramos dormir, sino que no podemos. Tenemos una cabeza parlanchina que no se calla en todo el santo día. En mi academia veo a muchas personas que necesitan un Valium, un Lexatin u otros tranquilizantes porque no pueden conciliar el sueño. La mayor parte de las veces tenemos insomnio porque nos comemos demasiado el coco. Sin embargo, aunque es tentador tomar ansiolíticos en estos casos, a largo plazo solo agravarán el problema de insomnio. Lo que tenemos que hacer es afrontar los miedos y controlar el estrés. Desde luego, no es fácil, pero podemos aplicar una serie de estrategias para reducir el nivel de estrés y no dejar que nos consuma. Personalmente, lo que más me ha ayudado es la práctica continua de la filosofía estoica. Vamos a ver algunos de sus principios, que considero bastante útiles para combatir el estrés.

Aprende a relativizar los problemas

Muchas veces observo que las personas sufren de estrés y ansiedad porque no tienen una correcta vara de medir. Como dice mi buen amigo Rafael Santandreu, a este tipo de personas todo les parece terrible. Padecen *terribilitis*. ¿Que tengo que esperar en una cola? Terrible. ¿Que se me rompe el móvil? Dramón del quince. ¿Que tardan más de la cuenta en servirme en el restaurante? Intolerable. Es muy difícil que estas personas tengan una buena salud mental, ya que se ponen la zancadilla. Están llenas de exigencia hacia sí mismas y hacia la vida en general.

Para lidiar con estos problemas, la filosofía estoica tenía sus trucos. En primer lugar, siempre que te sorprendas diciendo que algo que te ha sucedido es terrible o insoportable, pregúntate: «¿Hay personas en mi misma situación o condición de vida que están bien con lo que me ha pasado a mí?». Si con esta pregunta no es suficiente, plantéate: «¿Tengo derecho a quejarme de esta situación cuando podría estar en el hospital con un suero puesto y un pronóstico de vida incierto?». A esto se le llama «aprender a relativizar los problemas», y es básico si quieres tener salud mental. El emperador Marco Aurelio decía: «Si lo puedes tolerar, tóleralo. Deja de quejarte». Ante cualquier problema al que me enfrento, me planteo estas dos preguntas de forma automática. Y requiere entrenamiento. Tienes que obligarte a pensar así a diario. No sale por arte de magia.

Recuerda que, tarde o temprano, te morirás, y que lo único que te quedará de esta vida es el recuerdo de aquello a lo que le dedicaste tiempo de calidad: relaciones, aficiones, etc. Ante cualquier problema, compáralo con la muerte. Si hoy fueras a morir, ¿te importaría tanto? Quizá no. Así que quizá ese algo no sea tan terrible como piensas. *Memento mori.*

No confundas el deseo con la necesidad

Muchas veces nos estresamos al pensar que necesitamos algo que no nos dará la felicidad: un mejor coche, más dinero, una casa más grande, que los niños saquen mejores notas, etc. La pregunta que te tienes que hacer es: ¿en serio necesitas eso para estar bien? ¿Hay personas que viven sin tenerlo y son felices? ¿Tu felicidad depende de esto? Son buenas preguntas para empezar.

Ten en cuenta que hay una delgada línea entre el deseo legítimo y la necesidad artificial. Por ejemplo, es lícito desear un peso saludable o unos buenos niveles de glucosa, pero la necesidad de que eso suceda pronto no es adaptativa, ya que te llenará de ansiedad. No dejo de encontrarme a personas frustradas porque no ven resultados todo lo rápido que quieren porque no entienden que eso no es un camino a largo plazo. Plantéatelo así: cuando alcances tu peso objetivo, ¿entonces qué? ¿Crees que eso te hará feliz? Para nada. Lo que te hará feliz es disfrutar de la vida MIENTRAS sigues ese camino. De nada sirve perder peso con una dieta barata si te dejas la salud por el camino, por muchos kilos que hayas perdido. Por eso es fundamental controlar las necesidades que nos frustran y nos desvían del objetivo.

Céntrate en lo que puedes controlar y olvídate de lo que no

Muchas veces tenemos estrés porque estamos demasiado pendientes de lo que no depende de nosotros, en vez de centrarnos en aquello que podemos cambiar. En mi programa, por ejemplo, es el pan de cada día. Hay una clara diferencia entre la gente que consigue perder peso con éxito y la que no: su dicotomía de control, es decir, la que decide prestar atención a lo que puede controlar (hábitos) obtiene mejores resultados que la que se centra en el producto final (el peso que marca la báscula o la glucosa del glucómetro o del sensor).

Si te centras en lo que está en tu mano y pones toda tu energía en mejorarlo, a largo plazo es raro que te vaya mal. Sin embargo, si tratas de ir arreglando cosas que no dependen de ti —la política, los resultados de los partidos de fútbol, el dinero que te cepilla Hacienda cada trimestre, el peso en la báscula, lo que dicen otros sobre ti, etc.—, te volverás loco de remate.

Los estoicos nos proponen que nos centremos única y exclusivamente en lo que está en nuestra mano y que nos olvidemos del resto. Por ejemplo, en el caso que nos ocupa, del control de la glucosa y la pérdida de peso. Si quisiera perder peso, me centraría en lo que está en mi mano hacer: estar o no en déficit calórico, entrenar la fuerza dos o tres veces a la semana, ajustar la cantidad de proteínas y verduras, y caminar una media de entre ocho y diez mil pasos diarios. Si hago eso, puede que en una semana no pierda peso, o no todo el que me gustaría, pero seguro que si mantengo este hábito a largo plazo, adelgazaré. Sí o sí. El error es en guiarnos por los resultados que no podemos controlar y que eso nos desvíe del camino que

Hazte responsable de todo lo que suceda

Mi vida dio un giro de ciento ochenta grados cuando decidí que todo lo que me pasaba era mi responsabilidad. Como escuché decir al escritor Mark Manson, tenemos que pensar en la responsabilidad personal como si nos dejaran un bebé en la puerta de casa. No somos culpables de ese marrón, pero somos responsables de lo que hacemos con ese crío. Podemos dejarlo en la calle y que se muera de frío o darle cobijo en casa. La decisión es nuestra. En última instancia, es nuestra responsabilidad.

Y podemos tomar esta actitud con todo en la vida: cero culpa, pero toda la responsabilidad. Si por ejemplo una semana no hemos perdido peso o, en el siguiente análisis, la glucosa o la hemoglobina glicosilada no ha bajado como queríamos, tenemos dos opciones: echar la culpa de esos resultados a todo el mundo o a factores externos, o bien mirar hacia dentro y ver qué ha podido fallar. Lo primero seguramente no aportará nada, pero lo segundo sí. Y todo pasa por buscar una solución creativa al problema.

Otro ejemplo muy claro de que el hecho de eludir las responsabilidades no funciona es el caso del movimiento *bodypositive*. Al principio tenía el objetivo de promover la aceptación social de la obesidad (lo cual es algo bueno), pero ha degenerado en un completo y absoluto engaño. El argumento es: «Si la obesidad ha llegado a mí, me tengo que aceptar así. Todo es culpa de la sociedad, que no me acepta y debería hacerlo». Y sí, es correcto, nadie quiere tener obesidad. De hecho, ya hemos visto que, por cómo está configurado el entorno, es más fácil tener obesidad que no tenerla. Por lo tanto, está claro que al cien por cien la culpa no es nuestra, pero no por ello debemos dejar de lado la responsabilidad personal de salir de ahí. Porque es posible. Porque hay casos que lo demuestran. Y tiene mucho que ver con un cambio de actitud y mentalidad. Por ello, aunque lo que ha pasado no sea culpa tuya, asume tu parte de responsabilidad y actúa. Te cambiará la vida.

Abraza el destino

Recuerdo un día que mi hermano Rubén me llamó y me dijo: «Víctor, Dani y yo nos vamos a hacer un tatuaje de hermanos. ¿Te apuntas?». Joder, no podía negarme. No iba a ser el único hermano sin tatuarse. Así que decidí ir con ellos, aunque tenía mis reservas. Al final no solo me hice un tatuaje, sino dos. Uno es el que hoy comparto con mis hermanos. El otro, es una frase del estoicismo. Tenía que elegir una que me representase, y me decanté por esta: *Amor fati*, que significa «amar el destino». Seguro que la vida nos presentará situaciones duras y difíciles, algunas complicadas de asumir o superar, pero ante ellas, como siempre, tenemos dos opciones: dejar que se nos lleven por delante o aceptarlas y vivir con ellas. Y, además, hacernos fuertes gracias a ellas. En definitiva, es ser capaces de pensar que la vida merece la pena pese a que haya sucedido eso.

Si somos capaces de hacer este ejercicio, aunque sea de forma imaginaria, lograremos grandes beneficios para la salud mental y reduciremos el estrés. A mis pacientes siempre les recomiendo que se visualicen en las peores condiciones de vida posibles, pero sintiéndose bien en ellas. Por ejemplo, me he visualizado un montón de veces en silla de ruedas, postrado en la cama, con cáncer u otras enfermedades graves, y haciendo un ejercicio de aceptación profunda.

Esto no quiere decir que, si llegan a suceder, no lo vaya a pasar mal, pero estoy más preparado a nivel psicológico que si no hubiera hecho este entrenamiento. Voy a ponerte un ejemplo para convencerte de que esto funciona. Hace casi dos años tuve un episodio de trombosis venosa profunda, un coágulo de sangre que obstruye la circulación del retorno venoso en la pierna. Debido a ello, se te hincha de tal manera que parece la pata de un elefante. En cuanto lo vi, supe lo que era y lo que podía pasarme tanto con la enfermedad (el coágulo puede saltar al pulmón y provocar un tromboembolismo pulmonar) como con el tratamiento anticoagulante para disolver el trombo (aumenta el riesgo de una hemorragia masiva). En cualquiera de los dos casos, en mi mente me lo tomé con calma y tranquilidad. Hice deporte dentro de mis posibilidades y traté de llevarlo lo mejor pude pese a que no era la mejor situación del mundo.

Todos podemos entrenar la capacidad de lidiar con los problemas. Otras personas, ante un diagnóstico como el mío, abandonarían totalmente el ejercicio y dejarían de ver sus beneficios. Yo sabía que eso no iba a pasar, pero es un error frecuente que cometen muchas de las personas con las que trabajo: cualquier evento negativo condiciona la salida del plan de pérdida de peso. Por eso uno de los factores fundamentales de mi programa no es solo el trabajo de los hábitos, sino también el fortalecimiento mental mediante el trabajo con los psicólogos y entrenadores del equipo. Esto es básico para conseguir una pérdida de peso exitosa y sostenible en el tiempo, ya que lograrás que el hábito sea tan poderoso que nada te saque de ahí.

Si aplicamos estas estrategias básicas (y nos las tomamos en serio) es muy probable que reduzcamos nuestro nivel de estrés y vamos a descansar mucho mejor. Ahora tocaría el siguiente paso, adaptar nuestro ritmo de vida a lo que la naturaleza pide de nosotros. Es hora de hablar un poco sobre los ritmos circadianos.

Paso 2. Sincroniza tus ritmos circadianos

La cronobiología es la ciencia que estudia los cambios fisiológicos según la hora del día o la estación en la que nos encontremos. El metabolismo no es igual por la mañana que por la noche. Por lo tanto, para que los hábitos jueguen a nuestro favor, lo ideal es incorporarlos de manera que se adapten de la mejor forma posible a los ritmos biológicos naturales.

En el organismo existen varios relojes que ponen en hora a las hormonas, por decirlo así. Cuando dan la hora, se libera una hormona o se inhibe otra. Hay dos grupos de relojes, uno central (en el sistema nervioso) y varios periféricos (en otros órganos), que se encargan de decirle al cuerpo qué hora es para que actúe en consecuencia.

- **Reloj central.** Se encuentra en el núcleo supraquiasmático del hipotálamo, debajo del cerebro, y se activa mediante la luz solar (el sincronizador circadiano más potente). Informa al cuerpo de la hora del día que es: la retina manda información luminosa al núcleo y, conforme haya más o menos luz, envía una señal al resto del cuerpo indicándole qué grado de actividad debemos tener. Si nos da la luz del sol, se activará la maquinaria metabólica encargada de despertarnos; por contra, si dejamos de recibirla será la señal de que tenemos que ir entrando en reposo.

- **Relojes periféricos.** Se reparten por todo el cuerpo: intestino, músculos, hígado, tejido graso... Por eso la ingesta de comida y la actividad física o el ejercicio tienen un impacto tan grande en el metabolismo y, en definitiva, en la capacidad de inducirnos un estado de somnolencia o actividad.

Una vez esto está claro, tenemos diferentes formas de manipular estos relojes para facilitar el descanso nocturno. Es decir, el descanso no empieza cuando nos vamos a dormir, sino mucho antes, con los hábitos cotidianos.

Algunos consejos básicos para optimizar la función de estos relojes serían los siguientes:

- **Al levantarte por la mañana, trata de recibir lo antes posible la luz solar.** Esto activará tu metabolismo y te hará trabajar a pleno rendimiento a la hora que toca. Es el sincronizador más potente de tu reloj circadiano.

- **Ingiere la mayor parte de las calorías en horario diurno.** Esto se debe a que a esas horas era cuando los seres humanos realizábamos más actividad física y ejercicio, pero digo «era» porque en la actualidad no es necesariamente así, aunque los genes esperan eso. Por lo tanto, si quieres controlar bien la glucosa y el peso, lo ideal es realices la mayor ingesta de comida durante el día y que dejes el reposo digestivo para la noche. Dormirás mejor y tu glucosa te lo agradecerá. Por eso son tan perjudiciales los atracones nocturnos, no solo por la sobreingesta de energía, sino porque hay un desequilibrio entre lo que el cuerpo espera (ayuno nocturno) y lo que le das (sobreingesta calórica), lo que desequilibra los ritmos circadianos. Asimismo, tampoco es recomendable consumir alcohol por la noche (realmente no es recomendable en ningún momento del día), ya que puede interferir con el sueño profundo.

- **Realiza suficiente actividad física y ejercicio de día.** Además de que suponen un gasto energético que inducirá la somnolencia nocturna, hemos evolucionado para hacer más actividad física y ejercicio durante el día que por la noche. **Si no puedes entrenar a otra hora, hazlo de noche** (aunque sea subóptimo, es mejor que no hacer nada).

- **Cuida tus relaciones personales.** El contacto social de calidad tiene una gran potencia para sincronizar los relojes circadianos, pero ten en cuenta que lo contrario también es verdad: nada peor que unas compañías tóxicas para impedirte dormir bien y tener buena salud. ¿O no?

268 LA SOLUCIÓN

- **Controla las siestas.** Aunque echarte después de comer entre quince y veinte minutos puede ser un hábito positivo para que descanse el cerebro y rendir más y mejor por la tarde, un exceso de siesta podría impedir el buen descanso nocturno.

- Por supuesto, **evita el café y otras bebidas estimulantes** en la medida de lo posible **después de las seis de la tarde**.

Si sigues estos dos pasos, es probable que tu descanso nocturno mejore muchísimo. No obstante, también conviene que te prepares una rutina de sueño. Como sabes, el ser humano es un animal de hábitos, así que cuanto más predecible sea la acción, más la asociará el cerebro con un buen descanso.

Paso 3. Crea una rutina de sueño a tu medida

Hay diversas rutinas que mejoran el descanso nocturno y muchos hábitos que se pueden incorporar antes de dormir. Lo que funciona para unos es posible que no les vaya bien a otros, así que selecciona lo que creas que te servirá y descarta lo que no. Quizá incorporar solo uno de estos ítems marque la diferencia entre descansar bien y no hacerlo.

- **Establece un horario de sueño regular: acuéstate y levántate siempre a la misma hora (fin de semana incluido).** Si no puedes cumplirlo a la perfección, intenta que entre los días de diario y los sábados y domingos no haya un descuadre de más de una hora. Un consejo: en vez de ponerte una alarma para despertarte, úsala para irte a dormir. A mí no me ha funcionado demasiado, pero en algunos casos sí lo hace.

- **Evita la luz azul de las pantallas por la noche.** Lo ideal sería establecer un horario límite de uso de tecnología.

LOS CUATRO HÁBITOS DEFINITIVOS 269

De esta forma favorecerás la secreción de melatonina y podrás conciliar el sueño. De noche, los maratones de Netflix y el *scroll-down* en Instagram no son buenos aliados para el descanso. Puedes ver un poco la televisión, pero sin excesos, y siempre dentro de la franja horaria que tú establezcas.

- **Duerme con la habitación a oscuras y sin ruido.**
- **Crea espacios de relajación antes de irte a dormir.** Algunos de los hábitos que puedes adoptar y que te ayudarán son escribir un diario (*journaling*), leer un libro, practicar la meditación o hacer estiramientos, por ejemplo, mientras escuchas música clásica. En definitiva, todo lo que te relaje y que permita inducir el sueño profundo.
- Toma un **baño de agua caliente** antes de irte a dormir para relajarte.
- **Enfría la habitación (sin pasarte).** Nada peor que una noche calurosa para no pegar ojo y tener despertares continuos.

Con todo esto, ya deberías tener más que suficiente para conseguir un buen descanso nocturno. Sin embargo, habrá casos en que necesites un plus, una ayuda. Hablemos brevemente de los fármacos y suplementos que pueden contribuir al descanso.

Paso 4. Suplementación/farmacología (solo en caso necesario)

No soy muy partidario de fármacos como las benzodiacepinas para dormir, ya que, a largo plazo, pueden provocar más problemas que beneficios, en especial en las personas mayores, sus consumidores más habituales. Te recomiendo que, si los usas, lo hagas siempre sea bajo supervisión médica, en la mínima dosis posible, durante el menor tiempo que puedas, y siempre siempre siempre sigue antes los tres pasos previos.

La buena noticia es que también existen suplementos, algunos de probada eficacia, que pueden mejorar el descanso por distintas vías. Mis favoritos, y los que alguna vez he utilizado, son los siguientes:

- **Melatonina.** Entre 1 y 5 mg al día una media hora antes de dormir podrían facilitar el descanso nocturno de forma complementaria a los hábitos que hemos visto antes.

- **Adaptógenos.** Estos principios activos se utilizan para reducir los niveles de cortisol y adaptarnos mejor al estrés. Dos o tres suplementos que podríamos utilizar son la ashwagandha, la lavanda y la rodiola.

- **Magnesio (citrato o bisglicinato).** Entre 200 y 300 mg al día te pueden ayudar a reducir tanto los niveles de estrés como la resistencia a la insulina y, en consecuencia, a mejorar los niveles de glucosa (aunque no los de hemoglobina glicosilada).

Si tienes que utilizar un compuesto para dormir, prioriza los suplementos, no las benzodiacepinas.

10

Once reglas de oro para controlar la diabetes y perder peso

Querido lector, gracias por acompañarme en este viaje.

En este libro he tratado de resumirte el conocimiento y la experiencia que tengo en este tema para que dejes de bucear en foros de internet o programas de televisión con los que solo perderás tiempo y energía. Ahora que ya cuentas con toda la información que necesitas para controlar la glucosa y perder peso, tienes dos opciones: la primera es cerrar el libro, devolverlo a la estantería y no volver a abrirlo jamás; la segunda es releerlo y ponerlo en práctica. Tú decides, pero solo la segunda te aportará resultados.

Recuerda que esto va de cambiar de hábitos. Y cambiar duele, pero este es un dolor que vale la pena. Es mejor parar y desinfectar las heridas, que seguir poniendo tiritas sin sentido. Sé que cuesta, lo veo a diario con mis alumnos, pero también sé que es la solución.

Como colofón, te dejo **once mantras que puedes repetirte los días más duros del proceso.** Considéralos once verdades que, sin ser absolutas, te servirán de guía en los momentos difíciles.

1. **Hay dos tipos de personas: las que dicen que quieren controlar la diabetes y perder peso, y las que lo hacen y no hablan tanto. Sé de los segundos.** Los que espe-

ran el momento perfecto no hacen nada. El momento perfecto no existe, solo está en tu imaginación. Siempre habrá algo que te impida hacer lo que debes. No lo permitas. Organízate. Priorízate. Deja de mentirte.

2. **Si no lo haces por ti, hazlo por los que te importan.** La diabetes y la obesidad se cobran muchas vidas al año. A veces no en forma de muerte, sino de discapacidad y dependencia. Y no quieres llegar a eso. Deja de autoengañarte y sal de ahí. Ya, ahora mismo. No mañana, hoy.

3. **Céntrate en la báscula y la glucosa y te frustrarás. Plantéate esta pregunta y lograrás paz y guía: «¿Cómo puedo hacerlo un poco mejor cada día?».** Si te centras en los síntomas, serás siempre esclavo de resultados que no dependen de ti. Si te centras en las causas de esos resultados, dominarás el proceso. El primero vive tiranizado por el corto plazo, el segundo piensa a largo. No hace falta que te diga a quién le irá mejor en la vida.

4. **En el juego de la salud, conformarse es empeorar, pero no te pases de la raya. En el término medio está la virtud.** Si tu médico te dice que ya tienes bien la glucosa, no te relajes. Trabaja para no perder esos buenos niveles o mejor aún, estudia y lucha por mejorarlos si no es contraproducente. Si tienes diabetes tipo 1, vives a dieta, te prohíbes alimentos o te genera más estrés del que puedes soportar, no sirve de nada bajar un 6 % la hemoglobina glicosilada. A veces lo perfecto es enemigo de lo bueno.

5. **Ante la duda: si no practicas ejercicio o mucha actividad física, lo estás haciendo mal.** Soy tajante en esto. Lo que cambia la vida a las personas es el ejercicio. Si

ONCE REGLAS DE ORO

no lo haces, eres un sedentario bien alimentado. Y no hay sedentarios sanos. Las dietas te harán perder unos kilos que se recuperan cuando las abandonas, pero jamás te darán la salud que te aporta el ejercicio. El ejercicio es el amigo más generoso que tendrás. Nunca te traicionará. Es fiel, leal y te dará más de lo que tú le des a él.

6. **El sistema sanitario impedirá que te mueras, pero no tu deterioro físico crónico.** Tenemos un buen sistema sanitario, pero sirve para lo que sirve: para que no te mueras. Si padeces una patología crónica como la diabetes, el máximo responsable eres tú. No es el médico, no es la enfermera educadora, eres tú. El sistema te proporcionará las pastillas o cirugías necesarias para parchear tu sufrimiento, pero la cura está en tus manos.

7. **Antes de rendirte, para y respira. Cambia de enfoque y sigue.** Entiendo que has seguido muchas dietas y que todas han fracasado, pero no es que te falte fuerza de voluntad. Al contrario, si las has hecho, te sobra. Nadie tendría tanta como para seguir semejante locura más de un mes, y ya lo has hecho varias veces para intentar adelgazar.

    Pero te repito: no es cuestión de fuerza de voluntad, es que tu sistema no es el correcto. Antes de abandonar y decir «Esto no es para mí», párate, respira y di: «Tiene que haber otra manera. Aún no la he encontrado, pero si hay personas que lo consiguen, yo también puedo». No te rindas, esa es la única forma de fracasar.

8. **Si algo te da miedo, deja de huir. Afróntalo. No lo mediques, no le pongas un parche. Deja que te atraviese.** Cambiar da miedo. Duele derruir los pilares disfuncio-

nales sobre los que has construido tu vida. Duele mucho. Pero si quieres perder peso y controlar la diabetes debes modificar tu entorno. A veces tendrás que tomar decisiones muy difíciles que quizá te asusten.

En ocasiones, las personas deben dejar a su pareja, alejarse de según quiénes, olvidarse de determinados sitios, pasar del qué dirán, etc. Todo eso genera pavor e impide el cambio. La única forma de salir de ahí es no pensar tanto y actuar. El día que te mueras, ¿qué vas a preferir, ser el que no lo hizo porque tenía miedo o el que, a pesar de estar asustado, lo hizo?

9. **Mejor hecho que perfecto. Busca progresión, nunca perfección.** Si quieres avanzar en la vida, olvídate de hacerlo todo perfecto. Mientras escribo estas líneas podría pensar: «¿No debería darle un decimonoveno repaso al primer capítulo, no vaya a ser que me haya olvidado algo?». ¿Te suena? Si me centro en hacerlo todo perfecto, no terminaré nunca el libro. Y eso es lo que te pasa cuando quieres adelgazar: crees que debes seguir tu plan de alimentación al cien por cien, realizar todos los ejercicios perfectos y, si en lugar de diez mil pasos haces nueve mil novecientos noventa y nueve, lo estás haciendo mal. No intentes ser perfecto, mejor trata de ser constante, coherente.

La persona coherente es aquella de la que te fiarías. Seguro que tienes algún amigo en el que confías con los ojos cerrados, ¿verdad? Pues te invito a que seas ese amigo que nunca te falla. Pero recuerda que no fallarte no es hacerlo todo perfecto. Significa que no se te pase la cita que tenéis, en definitiva, la cita contigo. Si quieres cambiar, tu mejor amigo debes ser tú. Nadie lo será por ti, recuérdalo.

ONCE REGLAS DE ORO

10. **Si cometes un error o te saltas el plan de forma puntual, no pasa nada. Retómalo al instante.** Evita la mentalidad de «blanco o negro» o «de perdidos al río»: ensucia tu relación con la comida y es lo que más te hace sufrir. Adelgazar y controlar la diabetes no va de hacer las cosas bien durante un periodo de tiempo para luego volver a como estabas.

Requiere un cambio en tu forma de actuar. Durante el proceso de cambio cometerás errores porque aún no eres un experto en la materia. Cometer errores es bueno y sano, ya que recibes feedback y aprendes para ser mejor. No existe el aprendizaje sin fallos. Un bebé no aprende a andar sin caerse. Un niño no aprende a montar en bicicleta sin perder el equilibrio. De la misma forma, no adelgazarás sin cometer errores en la nutrición, en el ejercicio o en la planificación de los hábitos.

En algún momento te equivocarás, pero no es malo, forma parte del proceso. No eres un robot: a veces comerás alimentos que no facilitan la pérdida de peso ni el control de la diabetes, como pizzas, tartas, bollos, pasta, pan, etc. Disfrútalos, cómetelos sin culpa y acto seguido retoma tu plan de hábitos saludables. Ya sabes cómo hacerlo. Continúa, sigue adelante.

11. **No dudes en pedir ayuda si la necesitas.** Es estúpido pensar que podemos hacerlo todo. No se me ocurriría diseñar los planos de mi casa, porque no soy arquitecto, ni arreglar el motor del coche, porque no soy mecánico, y ni de lejos me atrevería a pilotar un avión, porque no soy piloto ¿Entiendes por dónde voy?

Se suele decir que en España todos somos médicos, nutricionistas y entrenadores de la selección de fútbol porque somos un poco *cuñaos*: nos encanta opinar sobre aquello de lo que sabemos un poquito. Eso se conoce como el efecto de Dunning-Kruger o síndrome del *cuñao*, es decir, pensar que, por saber algo sobre un tema, somos expertos Pero no funciona así. Y en el mundo de la pérdida de peso y de la diabetes, aún menos.

No seas *cuñao*. Si necesitas ayuda porque solo no puedes, no pasa nada. Bienvenido al club.

En la Academia de Diabetes Online tienes un espacio diseñado para ti si:

- Tienes diabetes y quieres reducir tu medicación.
- Pretendes perder peso y no recuperarlo.
- Quieres perder peso, aunque no tengas diabetes.

Pídenos ayuda y estaremos encantados de atenderte.

Espero que estas once reglas te guíen. Ten presente que cada metro recorrido vale la pena y que no hace falta cruzar la meta para experimentar lo que se siente. Vamos, atrévete a ponerte en marcha.

Te veo al otro lado.

ANEXO I

Ejercicios por niveles para controlar la diabetes y perder peso

EJERCICIOS DE FUERZA BÁSICOS

Los ejercicios básicos (sentadillas, peso muerto, flexiones, *presses* de hombro y dominadas) nos permiten probar nuestra fuerza. Por supuesto, son multiarticulares y tienen cierta complejidad, pero, con una buena progresión, todos podemos hacerlos, solo hay que aprender a mejorar. Lo ideal es empezar por el nivel básico y tratar de llegar al avanzado.

Por otro lado, están los ejercicios accesorios que, como resumen, nos ayudan a mejorar los básicos al trabajar músculos de forma aislada (bíceps, tríceps, abdominales, etc.). Por ejemplo, si quiero mejorar mi desempeño en un *press* de hombro donde se trabajan el hombro y el tríceps, si aíslo el tríceps, mejoraré el *press* (al menos si mi programación tiene cierto sentido).

A continuación encontrarás los ejercicios de fuerza fundamentales. Selecciona tu nivel de partida y ponte ya manos a la obra.

Ejercicios de fuerza

NIVEL	BÁSICO	INTERMEDIO	AVANZADO
Sentadillas			
Peso muerto			
Flexiones			
Hombros			
Dorsales			
Dominadas			

Bíceps			
Tríceps			
Plancha abdominal			

Ahora ya conoces tu punto de partida, así que ha llegado el momento de establecer un número de series y repeticiones de cada ejercicio para empezar. Además, debes distribuir esas series a lo largo de la semana, no meterlo todo en un único día. Puede ser más perjudicial que beneficioso, sobre todo si estás empezando.

Un ejemplo de rutina de fuerza para toda la semana podría ser:

Día 1 (l-m)	Día 2 (x-j)	Día 3 (v-s-d)
Sentadilla	Peso muerto	Sentadilla
Peso muerto	Dorsales	Flexiones
Flexiones	Tríceps	Hombros
Bíceps	Hombros	Bíceps
Abdominales	Abdominales	Abdominales

Repito, esta rutina es un ejemplo. Se pueden hacer mil y una variaciones distintas en función de la necesidad de cada persona, pero puede ser un buen punto de partida si seleccionas el ejercicio más adaptado a tu nivel. Podrías empezar con tres series de cada ejercicio y hacer entre ocho y diez repeticiones. A medida que pasen las semanas, irías aumentando el número de repeticiones con ese peso para ir mejorando. Si estás empezando, quizá lo más recomendable sea hacerlo a modo de circuito. Es decir, haz una serie de sentadillas y pasa al siguiente ejercicio, etc., hasta que los termines todos. Puedes completar una o dos vueltas.

Una vez termines el ejercicio de fuerza, algunos días podrías incluir una sesión de HIIT. En algunos casos será difícil o imposible, dado el bajo nivel de forma física o movilidad inicial. Pero si puedes, sin duda potenciará la pérdida de grasa, como ya hemos visto. Si ya controlas un nivel de dificultad, pasa al siguiente.

EJERCICIOS CARDIOVASCULARES BÁSICOS

NIVEL	BÁSICO	INTERMEDIO	AVANZADO
Burpees			
Saltos			

NIVEL	BÁSICO	INTERMEDIO	AVANZADO
Zancadas			
Mountain climbers			
Combinados			

Con estos ejercicios, la idea es hacer lo mismo que antes: combinarlos para que sea divertido e ir pasando de uno a otro en un circuito. Puedes hacer dos o tres, pero la clave es darles la mayor intensidad que puedas. Incluso es posible combinar un ejercicio de fuerza con otro cardiovascular para realizar una rutina de cardio de alta intensidad. Veamos unos ejemplos de rutinas de entre cinco y ocho minutos (no podemos dar más por menos).

- Cinco minutos de diez sentadillas + cinco *burpees* (una ronda). Máximo número de rondas en cinco minutos.
- Siete minutos de ocho flexiones + veinte saltos a la comba (una ronda). Máximo número de rondas en siete minutos.

- Veinte segundos de *jumping jacks* + veinte segundos de saltos de canguro + veinte segundos de descanso. Repetir durante cinco minutos.

- Veinte segundos de *presses* de hombro + veinte segundos de *mountain climbers* + veinte segundos de descanso. Repetir durante ocho minutos.

En definitiva, se trata de combinar un ejercicio de fuerza con otro de cardio y ejecutarlos a alta intensidad o hacer solo los de cardio de forma combinada o aislada. Pero, en definitiva, hacerlos. Si un día concreto vas justo de tiempo, sáltate la fuerza y haz solo cardio. Cinco minutos de ejercicio es mejor que no hacer nada, como ya sabes.

ANEXO II

Recetas para controlar la glucosa y perder peso

Por último, veamos algunos ejemplos de desayunos y comidas. Las comidas valen tanto para el almuerzo como para la cena, según tu apetencia o gusto en ese momento. Eso es aprender a comer, no seguir una dieta.

Nota: Si usas aceite de oliva para cocinar, te recomiendo que añadas 1 cucharada pequeña (5 g) o bien una más grande (10 g para no excederte en las calorías. Siempre que indique que los platos llevan «verdura al gusto» me refiero a una cantidad aproximada de unos 200-300 g pesada en crudo. Todos los pesos de los alimentos son en crudo, antes de cocinarlos. Las cantidades son aproximadas, lo que no quiere decir que todo el mundo necesite esas, pero la mayoría de las personas van sobradas con las que indico.

Desayunos

Tostada de pan integral con aguacate, huevo y queso (300-400 kcal)

Ingredientes

1-2 huevos duros/a la plancha
½ aguacate (50 g)
1 tostada de pan integral (30-40 g)
30 g de queso fresco

Bol de yogur griego, fruta y frutos secos (300 kcal)

Ingredientes

150 g de yogur griego no azucarado
100 g de fruta al gusto picada
Un puñado de frutos secos (15-20 g)

Tortilla a la francesa con queso y vegetales (300-400 kcal)

Ingredientes

2 huevos medianos
30 g de queso curado
100-150 g de vegetales al gusto: espinacas, champiñones, pimiento, cebolla, etc.

Elaboración

Bate dos huevos, mézclalos bien con las verduras y el queso y echa la mezcla en una sartén con 5 g de aceite de oliva.

El calor de la sartén hará el resto; se trata de que la tortilla, con el queso, quede jugosa por dentro. Recomendación: haz un sándwich con la tortilla.

Tostada de salmón con queso Philadelphia (350-400 kcal)

Ingredientes

- 70 g de salmón ahumado
- 30 g de queso Philadelphia
- 1-2 tostadas de pan integral (50 g)

Comidas

Ensalada de legumbres (600 kcal)

Ingredientes

- 150 g de legumbres cocidas
- 200-300 g de verdura al gusto
- 20 g de frutos secos
- 100 g de queso fresco
- ½ aguacate de 70 g (opcional)

Elaboración

Extrae las legumbres del frasco de cristal y lávalas en un escurridor con agua del grifo. Échalas en un bol y añade los vegetales que previamente habrás preparado (si están fríos de la nevera, caliéntalos en el microondas). Agrega el queso y el aguacate. Puedes aderezar la ensalada con diferentes especias: ajo, jengibre, curri, cúrcuma, etc.

Pasta de lentejas con pisto de verduras, soja texturizada y queso fresco (600 kcal)

Ingredientes

70 g de pasta de legumbres
200-300 g de verdura al gusto
50 g de soja texturizada rehidratada
100 g de queso fresco
10 g de aceite de oliva

Elaboración

Cocina al vapor la pasta de legumbres y la verdura en la sartén. Mientras, pon la soja texturizada en remojo (si quieres acelerar el proceso la puedes calentar en el microondas). Una vez la pasta esté al dente, mézclala con la verdura en un plato. Escurre la soja texturizada y añádela. Por último, reparte el queso fresco y rocía el conjunto con aceite de oliva.

Pisto de verduras con huevo (300-400 kcal)

Ingredientes

200-300 g de verdura al gusto
3 huevos a la plancha
5 g de aceite de oliva
30 g de aguacate (opcional)

Elaboración

Haz un sofrito con aceite, tomate, pimiento y cebolla en la sartén (mucho cuidado con la cantidad de aceite). Una vez lo tengas listo, cocina dos o tres huevos a la plancha y sirve el pisto y los huevos en el mismo plato. Recomendación:

deja la yema bien sabrosa para un mojeteo con pan (controla la cantidad de pan, claro).

Salmón con patatas al horno y verdura (600-700 kcal)

Ingredientes

120-150 g de salmón
2 patatas de tamaño mediano (200-250 g) al horno
200-300 g de verdura al gusto

Elaboración

Cocina el salmón en el horno precalentado a 180-200 °C durante unos 12-15 minutos por cada pulgada de filete (unos 2-3 cm). Las patatas suelen tardar más tiempo en hacerse que el salmón, por lo tanto te recomiendo que las metas en el horno unos 15 minutos antes. La verdura puedes hacerla aparte o en el mismo horno, aunque requerirá menos tiempo de cocinado.

Pollo con patatas a lo pobre y verdura (600 kcal)

Ingredientes

150 g de pollo
200-300 g de pimiento y cebolla (en la proporción que más te guste)
1 diente de ajo
2 patatas de tamaño mediano (200 g) al horno o microondas
15 g de aceite de oliva

Elaboración

Aquí la clave es cocinar bien las patatas a lo pobre. Precalienta el horno a 180-200 °C. Pela bien las patatas (aunque si quieres puedes dejarles la piel) y mézclalas con cebolla, pimiento y ajo. Añade sal, pimienta y suficiente aceite (15 g). Hornea durante 40-50 minutos, removiendo de vez en cuando, hasta que las patatas estén doradas y tiernas. De forma paralela, ve preparando el pollo, por ejemplo, a la plancha. Cuando lo tengas todo listo, monta el plato y a disfrutar.

Poke de arroz/quinoa con edamame, aguacate y mango (600-700 kcal)

Ingredientes

100 g de arroz/quinoa cocidos
120 g de atún fresco
½ aguacate (50 g)
70 g de edamame
1 mango/otra fruta (100 g)
10 g de semillas de sésamo (opcional, para decorar)
Salsa de soja (opcional)

Elaboración

Crear un poke no tiene ningún misterio. Cuece el arroz con agua según las instrucciones del paquete. Si vas a usar salsa de soja u otra, mézclala con el atún antes de añadirlo al arroz y reserva unos minutos. Por último, añade todo lo demás: edamame, mango (si te gusta), aguacate, etc.

Tallarines/*noodles*/macarrones con verdura y heura (600 kcal)

Ingredientes

75 g de *noodles*/tallarines
100 g de heura en cualquier formato (hamburguesa, albóndigas, etc.)
200-300 g de verdura al gusto
10 g de aceite de oliva
10 g de salsa de soja (opcional)

Elaboración

Hierve la pasta con agua y sal según las indicaciones del envase. Una vez hecha, escúrrela y resérvala. Cocina las verduras con la heura. Calienta el aceite a fuego lento, agrega ajo picado, sofríe hasta que esté dorado y añade tus verduras al gusto (por ejemplo, pimiento, calabacín, zanahoria, etc.) y sofríe durante 5-7 minutos, hasta que las verduras estén tiernas pero crujientes. Incorpora la heura a la sartén y ve removiendo hasta que esté dorada. Cuando todo esté bien cocinado, añade los tallarines a la sartén y deja que se empapen del sabor. Cocina unos 2 minutos más para que todo quede bien consistente. Y a disfrutar.

Notas

Introducción. Azúcar, el enemigo público número uno

1. Instituto Nacional de Estadística (INE), «Defunciones según la causa de muerte. Año 2021 (datos definitivos) y primer semestre de 2022 (datos provisionales)», publicado el 19 de diciembre de 2022.
2. Instituto Nacional de Estadística (INE), *Encuesta Europea de Salud en España*, 2020, MSCBS e INE.
3. A. Goday *et al.*, «Epidemiología de la diabetes tipo 2 en España», en *End y Nutr*, diciembre de 2002, 49 (4): pp. 113-126.

1. ¿Qué es el azúcar?

1. L. Tappy y K.-A. Lê, «Metabolic effects of fructose and the worldwide increase in obesity», *Physiol Rev*, 2010.
2. S. Chiu *et al.*, «Effect of fructose on markers of non-alcoholic fatty liver disease (NAFLD): a systematic review and meta-analysis of controlled feeding trials», en *Eur J Clin Nutr*, abril de 2014, 68(4): pp. 416-423.
3. J. Jamnik *et al.*, «Fructose intake and risk of gout and hyperuricemia: a systematic review and meta-analysis of prospective cohort studies», en *BMJ Open*, 3 de octubre de 2016, 6(10): e013191.
4. D. D. Wang *et al.*, «The effects of fructose intake on serum

uric acid vary among controlled dietary trials», en *J Nutr*, mayo de 2012, 142(5): pp. 916-923.

2. ¿QUÉ ES LA DIABETES?

1. R. Taylor *et al.*, «Understanding the mechanisms of reversal of type 2 diabetes», en *Lancet Diabetes Endocrinol*, septiembre de 2019, 7(9): pp. 726-736.

2. W. C. Knowler *et al.*, «Reduction in the incidence of type 2 diabetes with lifestyle intervention or metformin», en *N Engl J Med*, 2002, 346 (6): pp. 393-403.

3. J. Tuomilehto *et al.*, «Prevention of type 2 diabetes mellitus by changes in lifestyle among subjects with impaired glucose tolerance», en *N Engl J Med*, mayo de 2001, 344(18): pp. 1343-1350.

3. RESISTENCIA A LA INSULINA, UNA CIUDAD EN RUINAS

1. C. P. Rodríguez-López *et al.*, «Mecanismos inmunológicos involucrados en la obesidad», en *Investigación Clínica*, vol. 58, n.º 2, pp. 175-196, junio de 2017, Universidad del Zulia, Maracaibo.

2. D. E. Lieberman, *Ejercicio*, Barcelona, Pasado & Presente, 2020.

4. SALIR A CAMINAR NO FUNCIONA

1. J. Jung *et al.*, «Association between behavioral patterns and mortality among US adults: National Health and Nutrition Examination Survey, 2007-2014», en *PLoS One*, febrero de 2022, 17(2): e0264213.

2. K. J. Kolnes *et al.*, «Effect of exercise training on fat loss-energetic perspectives and the role of improved adipose tissue function and body fat distribution», en *Front Physiol*, septiembre de 2021, 12: 737709.

3. A. Gómez-Bruton *et al.*, «Swimming and bone: Is low bone mass due to hypogravity alone or does other physical activity influence it?», en *Osteoporos Int*, mayo de 2016, 27(5): pp. 1785-1793.

5. COMER POCO NO FUNCIONA

1. J. P. H. Wilding *et al.*, «Weight regain and cardiometabolic effects after withdrawal of semaglutide: The STEP 1 trial extension», en *Diabetes Obes Metab*, agosto de 2022, 24(8): pp. 1553-1564.
2. S. Klein *et al.*, «Absence of an effect of liposuction on insulin action and risk factors for coronary heart disease», en *N Engl J Med*, junio de 2004, 350(25): pp. 2549-2557.

6 PROHIBIR ALIMENTOS TAMPOCO FUNCIONA

1. A. Keys *et al.*, «The diet and 15-year death rate in the seven countries study», en *Am J Epidemiol*, diciembre de 1986, 124(6): pp. 903-915.
2. L. Hooper *et al.*, «Reduction in saturated fat intake for cardiovascular disease», en *Cochrane Database Syst Rev*, mayo de 2020, 5(5).
3. F. L. J. Visseren *et al.*, «2021 ESC Guidelines on cardiovascular disease prevention in clinical practice», en *Eur Heart J*, septiembre de 2021, 42(34): pp. 3227-3337.
4. M. B. Azad *et al.*, «Nonnutritive sweeteners and cardiometabolic health: a systematic review and meta-analysis of randomized controlled trials and prospective cohort studies», *CMAJ*, julio de 2017, 189(28): E929-E939.
5. V. Houttu *et al.*, «Severe dyslipidemia mimicking familial hypercholesterolemia induced by high-fat, low-carbohydrate diets: a critical review», *Nutrients*, febrero de 2023, 15(4): p. 962.
6. C. D. L. Johannesen *et al.*, «Apolipoprotein B and Non-HDL Cholesterol Better Reflect Residual Risk Than LDL Cholesterol in Statin-Treated Patients», *J Am Coll Cardiol*, marzo de 2021, 77(11): pp. 1439-1450.

7. Ídem.

8. J. Z. Goldenberg *et al.*, «Efficacy and safety of low and very low carbohydrate diets for type 2 diabetes remission: systematic review and meta-analysis of published and unpublished randomized trial data», *BMJ*, enero de 2021, 372: m4743.

9. M. S. Farvid *et al.*, «Consumption of red meat and processed meat and cancer incidence: a systematic review and meta-analysis of prospective studies», en *Eur J Epidemiol*, septiembre de 2021, 36(9): pp. 937-951.

10. <https://med.stanford.edu/news/all-news/2022/070/keto-mediterranean-diet-diabetes.html>.

7. ¿Hay que tener la glucosa plana?

1. J. Inchauspé, *La revolución de la glucosa*, Cuidad de México, Diana, 2023.

8. No necesitas fuerza de voluntad, necesitas hábitos

1. R. Nadal y J. Carlin, *Rafa, mi historia*, Madrid, Indicios, 2011.

2. M. Csíkszentmihalyi, *Fluir (Flow)*, Barcelona, Kairós, 2008.

3. H. E. Cook *et al.*, «Impact of SMART goals on diabetes management in a pharmacist-led telehealth clinic», en *J Pharm Pract*, septiembre de 2022, 37(1): pp. 54-59.

4. J. Haidt, *La hipótesis de la felicidad*, Barcelona, GEDISA, 2006.

5. J. Clear, *Hábitos atómicos*, Ciudad de México, Diana, 2019.

6. C. Duhigg, *El poder de los hábitos*, Barcelona, Penguin Random House, 2012.

7. D. Kahneman, *Pensar rápido, pensar despacio*, Madrid, Debate, 2012.

8. R. Santandreu, *Sin miedo*, Barcelona, Grijalbo, 2021.

9. M. Luna, *Psicología del éxito*, Madrid, Corre la Voz, 2015.

10. Mago More, *Superpoderes del éxito para gente normal*, Barcelona, Alienta, 2015.

11. D. Allen, *Organízate con eficacia*, Barcelona, Empresa Activa, 2015.

9. LOS CUATRO HÁBITOS DEFINITIVOS QUE TE PERMITIRÁN PERDER PESO Y CONTROLAR LA GLUCOSA PARA SIEMPRE

1. I. San-Millán, «The Key Role of Mitochondrial Function in Health and Disease», en *Antioxidants (Basel)*, marzo de 2023, 12(4): p. 782.

2. E. Helms *et al.*, *Las pirámides de nutrición y entrenamiento*, autopublicación, 2019.

3. N. A. Stens *et al.*, «Relationship of daily step counts to all-cause mortality and cardiovascular events», en *J Am Coll Cardiol*, octubre de 2023, 82(15): pp. 1483-1494.

4. Y. Narasaki *et al.*, «Dietary protein intake, kidney function, and survival in a nationally representative cohort», en *Am J Clin Nutr*, julio de 2021, 114(1): pp. 303-313.

5. T. P. Wycherley *et al.*, «Long-term effects of weight loss with a very-low carbohydrate, low saturated fat diet on flow mediated dilatation in patients with type 2 diabetes: A randomised controlled trial», en *Atherosclerosis*, septiembre de 2016, 252: pp. 28-31.

6. A. Ezzati *et al.*, «The effects of isocaloric intermittent fasting vs daily caloric restriction on weight loss and metabolic risk factors for noncommunicable chronic diseases: A systematic review of randomized controlled or comparative trials», en *J Acad Nutr Diet*, febrero de 2023, 123(2): pp. 318-329.

7. G. Connolly *et al.*, «Whey protein supplementation and type 2 diabetes mellitus risk factors: An umbrella systematic review of randomized controlled trials», en *Curr Dev Nutr*, octubre de 2023, 7(12): p. 102017.

8. F. M. Delpino y L. M. Figueiredo, «Does creatine supplementation improve glycemic control and insulin resistance in

healthy and diabetic patients? A systematic review and meta-analysis», en *Clin Nutr ESPEN*, febrero de 2022, 47: pp. 128-134.

9. M. Ding *et al.*, «Long-term coffee consumption and risk of cardiovascular disease: a systematic review and a dose-response meta-analysis of prospective cohort studies», en *Circulation*, febrero de 2014, 129(6): pp. 643-659.

Agradecimientos

A Inés, mi mujer, por ser mi compañera de aventuras.

A Rafa y Ana Mari, mis padres, por darme la oportunidad de estar aquí.

A Dani y Rubén, mis hermanos, por estar siempre ahí.

«Para viajar lejos no hay mejor nave que un libro».

Emily Dickinson

Gracias por tu lectura de este libro.

En **penguinlibros.club** encontrarás las mejores recomendaciones de lectura.

Únete a nuestra comunidad y viaja con nosotros.

penguinlibros.club

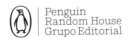